JN320496

医療系研究論文の読み方・まとめ方

論文の PECO から正しい統計的判断まで

対馬栄輝

東京図書

R 〈日本複製権センター委託出版物〉

本書を無断で複写複製（コピー）することは，著作権法上の例外を除き，禁じられています．本書をコピーされる場合は，事前に日本複製権センター（電話：03-3401-2382）の許諾を受けてください．

序　言

　研究を始めるとき，いきなりデータをとり始めるということはないと思います．少なくともまず，研究テーマを決めるために疑問を持って具体化し，研究計画書を作って……，と進めていくのが王道でしょう．さらにそのまえに「もしかして，同じテーマで研究をしている人がいるのではないか？」とか「なにか参考となる解決策はないか？」といった観点で，過去の研究論文を読むはずです．他者の研究論文を読まないで研究を始めるということは，あり得ないと思います．

　ところで「私は研究なんて興味がない」とか「研究なんてしなくたっていい」という人もいます．研究は研究家にまかせるというわけです．これはいっこうにかまわないと思います．しかし，教科書なり，先生なり，先輩なりから与えられた知識は，やはり研究成果から得られたものです．そういった知識に基づく理論と技術の体系は，日々進歩しています．進歩のためには研究が必須であり，自らが研究を行わないとしても，専門家であれば他者の研究成果を活用して社会に還元しなければならないはずです．研究成果を活用するためには，少なくとも研究論文を読まなければなりません．

　研究論文を読むときは"読んで理解する"ことが必要とされます．"読んで理解する"とは，難しい専門用語を解読できる，という意味ではありません．研究論文に書いてあることを正しく把握し，何をどこまで臨床応用できるのかという理解ができなくてはなりません．最悪なときは，書いてある内容が誤っていることもあるのです．そうであれば，研究論文の結論を，そのまま鵜呑みにして臨床へ応用するのは問題となります．

　本書では，研究論文の読み方として，基礎的な導入の内容を説明しています．とくに初学者が研究論文を読む際に難関となる，統計学的な解説を重点に解説しています．統計学の解説書は，たいてい難しいものです．本書をざっと読んでみても，簡単に理解できそうにはな

いと思います．しかし，研究論文を読むために，これくらいの知識は必要だろうという事項を記載しています．統計学的な知識は，簡単に習得するとはいかないようです．少し時間がかかっても根気よく学習されることを望みます．

　本書は，医学系の研究論文を強く意識していますが，その他の分野でも基本は同じだと考えます．本書に書いてあることがすべてではなく，あくまでスタートの位置に立つための最低限の事項です．そうした意味からも，本書で例文は多くとり上げませんでした．例文により，型にはまった知識が備わるのを恐れたためです．研究論文を読む技術も，くり返し練習する経験が必要です．本書を片手に，自分の興味のある研究論文を試行錯誤しながら読む練習を怠らないことです．「本書を読みさえすれば研究論文が簡単に読めるようになる」とか，「本書をマスターすれば，絶対大丈夫」などとは最初から考えていません．あくまでヒントを与えるにすぎないと思っていますし，本書をもとにして自己流の読み方を展開してみてください．

　さて，2009年の後半は，執筆のために休日も返上して多くの時間を費やしました．本書を完成させるにあたり，退屈をしのいだ長男巧哉，長女花音，そして，共同研究生の石田水里さん，小玉裕治君，奈川英美さん，ゼミ生の重岡直基君には多くの時間的犠牲を払って協力いただきましたことに感謝いたします．また，発刊に関しまして企画からお世話いただきました，東京図書編集部の則松直樹氏，平塚裕子氏の両氏に深謝申し上げます．

2010年4月
対馬栄輝

目 次

序 言 iii
第1章 論文のPECOを読む 1
§1.1 研究論文とは 1
§1.2 論文の構成をどうするか 2
§1.3 論文を読める基準とは 3
§1.4 論文を読んでみる 4
§1.5 「論文を読んでも問題解決できない」
ときには 6
§1.6 論文のPECOを把握する 7
 1 P：Patient（患者［対象］）とは 7
 2 E：Exposure（暴露，介入）とは ... 8
 3 C：Comparisonとは 9
 4 O：Outcomeとは 9
 5 注意点 9
§1.7 PECOによる要約を，くり返す 10
§1.8 PECOの実践例 11
 1 論文の検索 11
 2 論文が見つかったら 12
 3 PECOの実践 12
§1.9 PECOの要約を練習してみる 15
§1.10 第1章のまとめ 16

第2章 研究デザインを読む 17
§2.1 研究デザインとは 17
§2.2 研究デザインの分類と解説 20
 1 時間要因による分類 20
 2 割り付けによる分類 22
 3 介入による分類 26
 4 エビデンスレベルによる分類 27
§2.3 各研究デザインの利点と欠点 29
 1 前向き研究（主にコホート研究）.... 29
 2 後ろ向き研究（主にケースコントロール
  研究）.................... 30
 3 横断研究 31
§2.4 研究デザインの分類を整理する 32
§2.5 第2章のまとめ 33

第3章 対象と選択バイアスを読む 35
§3.1 対象とは 35
§3.2 対象の何を読むか 36
§3.3 標本と母集団の関係（サンプリング） 37
§3.4 平均と標準偏差の意味 39
§3.5 バイアスとは 42
§3.6 選択バイアスの代表的な例 44
 1 罹患率バイアス 44
 2 入院バイアス 45
 3 非協力者バイアス・積極協力者バイアス 46
 4 会員バイアス 46
 5 選択バイアスの扱い方 46
§3.7 選択バイアスを見つける 47
 1 組み入れ手順のチェックポイント .. 48
 2 調査対象集団と標本（対象）の把握と
  ギャップの評価 50
 3 割り付け方法の評価（実験的研究の
  場合）.................... 51
§3.8 第3章のまとめ 54

第4章 データ測定にまつわるバイアス ... 55
§4.1 バイアスの3つの種類 55
§4.2 情報バイアスとは 56
§4.3 交絡とは 57
§4.4 割り付けのランダム化とブラインディ
  ング 59
 1 割り付けのランダム化 59
 2 ブラインディング 59
§4.5 論文の「方法」を読む 61

目 次　v

1	情報バイアスを見つける	61
2	情報バイアスに対処しているか	66
3	交絡を見つける	67
§4.6	第4章のまとめ	70

第5章 統計的解析を読むための基礎知識 … 71

§5.1	統計的解析を読むまえに	71
§5.2	投稿規定（統計的解析に関する事項）を読む	72
§5.3	データの指標：代表値	74
	平均と中央値の使い分け / 正規分布とは / 平均とSDが使える場合	
§5.4	データの尺度	79
§5.5	統計的検定の原理	81
	統計的検定とは / 統計的検定の実際例	
1	A群の平均とB群の平均に差はない（帰無仮説）とは？	82
2	帰無仮説と合致するか調べる（対立仮説の採択）	84
3	合致する確率（検定で求まる確率 p）とは？	84
§5.6	第I種の誤りと第II種の誤り	87
§5.7	信頼区間	89
	標本平均と母平均	
§5.8	パラメトリック検定とノンパラメトリック検定	91
1	パラメトリック検定	91
2	ノンパラメトリック検定	91
3	パラメトリック検定とノンパラメトリック検定の使い分け	92
§5.9	第5章のまとめ	93

第6章 統計的解析を読む【差の検定編】 … 94

§6.1	差の検定とは	94
	2標本の差 / 対応のある標本	
§6.2	差の検定を読む	96
1	解析の目的	97
2	検定手法	98
3	記述統計値, 情報	101
	必要な情報 / p値の判断が重要	
4	グラフ, 表	103
5	欠損値, 脱落例, 外れ値の扱い	104
6	信頼区間の提示	105
	95%信頼区間の解釈 / 信頼区間と p値の関係 / 差の程度の判断のしかた	
7	β, 検出力の問題	107
8	サンプルサイズ	108
	統計的検定の問題点 / 差の程度と p値の関係 / p値に影響する3つの要因	
9	効果量	113
	効果量の特徴 / 効果量の使い方	
10	交絡	115
11	ソフトウェア	115
§6.3	第6章のまとめ	116

第7章 統計的解析を読む【分散分析編】 … 117

§7.1	分散分析とは	117
	3標本以上の差の検定	
1	1元配置分散分析	118
	3標本以上の差の検定	
2	反復測定による(1要因の)分散分析	119
	対応のある3変数以上の差の検定	
3	2元配置分散分析	121
	3標本以上の2要因の差の検定 / 要因と交互作用の4ケース	
4	反復測定による(2要因の)分散分析	125
5	分割プロットデザインによる分散分析	125
6	多重比較法	126
	3標本, 3変数以上の差の検定	
§7.2	分散分析を読む	129
1	解析の目的	130
2	検定手法	130
3	記述統計値, 情報	132
	必要な情報	
4	グラフ, 表	134
5	欠損値, 脱落例, 外れ値の扱い	135
6	信頼区間の提示	135

7	β，検出力の問題	136
8	サンプルサイズ	136
9	効果量	136
10	交絡	136
11	ソフトウェア	137
§7.3	第7章のまとめ	137

第8章　統計的解析を読む【相関編】 138
- §8.1　相関と回帰の違い 138
  - 1　相関係数 139
    - 2種類の相関係数
  - 2　偏相関係数 141
  - 3　回帰 142
  - 4　重回帰分析 142
- §8.2　相関を読む 142
  - 1　解析の目的 143
  - 2　検定手法 144
  - 3　記述統計値，情報 144
    - 必要な情報
  - 4　グラフ，表 146
  - 5　欠損値，脱落例，外れ値の扱い ... 148
  - 6　信頼区間の提示 149
  - 7　β，検出力の問題 149
  - 8　サンプルサイズ 149
  - 9　効果量 149
    - 相関係数解釈の注意点
  - 10　交絡 151
  - 11　ソフトウェア 151
- §8.3　第8章のまとめ 152

第9章　統計的解析を読む【回帰分析編】 ... 153
- §9.1　回帰分析とは 153
  - 1　単回帰分析 154
  - 2　重回帰分析 156
    - 単回帰式の場合 / 単回帰式の成分が共通する場合 / 重回帰分析の欠点 / 有効な変数を選択する
- §9.2　回帰分析を読む 162

1	解析の目的	163
2	検定手法	164
3	記述統計値，情報	165
	必要な情報 / 情報解読のポイント	
4	グラフ，表	170
5	欠損値，脱落例，外れ値の扱い ...	170
6	信頼区間の提示	171
7	β，検出力の問題	171
8	サンプルサイズ	171
9	効果量	172
10	交絡	172
11	ソフトウェア	172
§9.3	第9章のまとめ	173

第10章　統計的解析を読む 【分割表の検定（χ^2検定）編】 ... 174
- §10.1　分割表の検定とは 174
  - χ^2検定とは
  - 1　χ^2独立性の検定・適合度検定 175
  - 2　フィッシャーの正確確率検定・イェーツの補正 177
  - 3　連関係数 178
    - 相関係数との類比
  - 4　リスク比・オッズ比 180
    - リスク比・オッズ比の使い分け
  - 5　感度・特異度 181
  - 6　ROC曲線 183
    - ROC曲線の読み方
- §10.2　分割表の検定を読む 185
  - 1　解析の目的 186
  - 2　検定手法 186
  - 3　記述統計値，情報 187
    - 必要な情報 / 情報解読のポイント / 調整済み標準化残差の読み方
  - 4　グラフ，表 190
  - 5　欠損値，脱落例，外れ値の扱い ... 190
  - 6　信頼区間の提示 190
  - 7　β，検出力の問題 190

		8 サンプルサイズ 190
		9 効果量 191
		10 交絡 191
		11 ソフトウェア 192
	§10.3	第10章のまとめ 192

第11章 統計的解析を読む【多重ロジスティック回帰分析編】193

§11.1 多重ロジスティック回帰分析とは 193
1 多重ロジスティック回帰分析の特徴 193
   重回帰分析との違い / 多重ロジスティック回帰分析の利点
2 独立変数の選択法 195
3 解析上の注意点 197

§11.2 多重ロジスティック回帰分析を読む 198
1 解析の目的 199
2 検定手法 199
3 記述統計値，情報 200
   必要な情報 / 情報解読のポイント / オッズ比の読み方① / オッズ比の読み方② / 予測判定スコアの求め方
4 グラフ，表 205
5 欠損値，脱落例，外れ値の扱い ... 205
6 信頼区間の提示 205
7 β，検出力の問題 206
8 サンプルサイズ 206
9 効果量 206
10 交絡 206
11 ソフトウェア 207

§11.3 第11章のまとめ 207

第12章 統計的解析を読む【主成分分析・因子分析編】.... 208

§12.1 主成分分析・因子分析とは 208
1 主成分分析 209
   解析の目的（例）/ 主成分分析の手順 / 寄与率と累積寄与率

2 因子分析 212
   因子分析の手順

§12.2 主成分分析・因子分析を読む 214
1 解析の目的 216
2 検定手法 216
3 記述統計値，情報 217
   必要な情報 / 情報解読のポイント / 因子負荷量の推定方法 / 因子の回転方法 / 回転方法の使い分け / 因子負荷量解釈のポイント
4 グラフ，表 225
5 欠損値，脱落例，外れ値の扱い ... 226
6 信頼区間の提示 226
7 β，検出力の問題 226
8 サンプルサイズ 226
9 効果量 226
10 交絡 226
11 ソフトウェア 227

§12.3 第12章のまとめ 227

第13章 研究論文を読む 228

§13.1 論文をPECOに要約 228
§13.2 研究デザインの判断 232
§13.3 バイアスの予想 232
§13.4 標本抽出・対象の評価 235
§13.5 割り付けの評価（実験的研究の場合）236
§13.6 介入（実験的研究の場合）...... 238
§13.7 評価・測定の検討 238
   5W1Hの確認
§13.8 データ解析 240
   データ解析の確認事項 / 交絡のチェック
§13.9 考察：解釈と外挿 242
   考察の記載事項 / 論文を正しく読むために
§13.10 第13章のまとめ 244

索　引 245

第1章 論文のPECOを読む

- 論文の構成（バンクーバー方式）を知る
- 興味のある論文を読んでみて，自分の論文読解度を知る
- PECO とは何かを理解する
- 論文を PECO で要約する

§1.1 研究論文とは

まずは文章に関する用語について，**表 1-1** にまとめた．さしあたり，これらの用語の違いは押さえておいてほしい．

表 1-1 用語の確認

作　文	文章を書くこと．また，その文章．小・中学校などで，国語教育の一環として，児童・生徒が文章を書くこと．また，その文章．つづり方．形式的には整っていても，内容のとぼしい文章．
レポート	調査・研究などの報告書．レポ．新聞・放送などで，現地に取材して，状況や実情を報告すること．また，その報告．取材報告．
レジュメ（レジメ）	要約．摘要．研究報告・講演・演説などで，その内容を手みじかにまとめて記したもの．
抄　録	原文から必要な部分だけを書き抜くこと．抜き書き．
論　文	論議する文．筋道を立てて述べた文．学術的な研究の結果などを述べた文章．

『大辞泉』（小学館）より改変引用

医学に携わる者は，専門家である．専門家は研究を行わなければならず，いわば研究者とも呼べるであろう．しかしながら，研究を行わずしても資格を取得すれば，世間一般には専門家として認識される．とはいっても，医学という学問が発展していくなかで，既存の知識や技術だけで十分こと足りるということはあるまい．百歩譲って研究は行わないとしても，医学の発展に寄与する研究論文（以下，単に論文と記載する）を読む能力は最低限，身につけておかなければならない．

　表1-1を見ればわかるが，論文とは，作文はおろかレポートやレジュメとも異なるものである．しかしながら，レポートとの境界については明確な基準はなく，むしろ論文はレポートに包括されるものとして位置づけたほうがよいだろう．ゆえに論文とは，世の中の研究者（専門家）が学術的な研究の成果を述べてかつ，公に発表される文章である．

- 論文とは，世の中の研究者（専門家）が学術的な研究の成果を述べてかつ，公に発表される文章である．

§1.2　論文の構成をどうするか

　論文の構成は，**表1-2**に挙げた**バンクーバー方式**（国際医学雑誌編集者委員会 International Committee of Medical Journal Editors [ICMJE]）に従うのが原則である．

　まれに各学術雑誌の投稿・執筆規定によっては別な規則があるかもしれないが，おおかたはバンクーバー方式に従った順序で構成されている．

　とくに**表1-2**の線囲み内は論文の本文を構成する部分であり，この頭文字をとって **IMRAD**（**I**ntroduction，**M**aterial and Method，**R**esults，**a**nd **D**iscussion）と呼ぶ．

表 1-2　バンクーバー方式（Vancouver Style）

1.	タイトル	Title
2.	アブストラクト（要旨）	Abstract
3.	緒言（はじめに）	**I**ntroduction
4.	対象と方法	**M**aterial and Method
5.	結果	**R**esult
6.	考察	**D**iscussion
7.	謝辞	Acknowledgement
8.	付録	Appendix
9.	文献	References

- 論文の構成はバンクーバー方式（IMRAD）に従って構成される．

§1.3　論文を読める基準とは

　なぜ論文を読むか，その理由は人によってさまざまである．動機はどうであれ，何らかの目的があって論文を読むはずである．

> ➢ 学校の先生，もしくは職場の上司から読めと言われたので，仕方なく読む．
> ➢ これから研究を始める，または論文を書くために，必然的に読む．
> ➢ 興味をもった問題解決のために，意欲的に読む．

　論文を読む建て前上の（!?）目的は冒頭に述べたが，仕方なく読む人にだって，それなりの目的があるだろう．たとえばテーマの似通った5つの論文を読んで要約し，レポートとして提出しなければならないとか．まさか，ただ黙読して終わりというのは考えられないし，研究論文を漫画や小説のような娯楽目的で読むという人は滅多にいないだろう．もっとも漫画や小説を娯楽以外の目的で読む人もいるかもしれないが……．

　いずれの理由にしても，論文を読める基準は論文の内容を理解して，要約

できなければならない点で共通となる．

> ● 論文を読める最低基準は，内容を理解して，要約できることである．

§ 1.4 論文を読んでみる

　この本を手にしたほとんどの人は，論文の1つや2つは読んだことがあるはずである．理由はどうあれ，研究とは縁があるということが伺える．もし，まだ読んだことがないという人は（間違いなく初学者だろうが），今すぐ専門分野に関連する論文を読んでみよう．現時点では，とりあえずひと通り読むだけで十分である．動機はどうであっても，まず論文を読むことを勧める．身近に学術雑誌があるなら，読みたいと思うタイトルの論文を読んでみよう．

　さて，論文を読んで何がわかっただろうか．理解度を確認する（表 1-3）．なお，ここでいう理解とは"何となく論文のニュアンスを読みとれる"とか"わかったような気がする"という程度で十分であり，完璧な読解は望んでいないことを添えておく．

表 1-3　論文の理解度グレード

理解度1	：	タイトルの意味だけは理解できる．
理解度2	：	タイトルと導入（「はじめに」や「緒言」など），対象は理解できる．
理解度3	：	タイトルと導入，対象，考察は理解できる．
理解度4	：	ほとんど理解できる．
理解度5	：	すべて理解でき，かつ論文に伴う問題も考えられる．

　論文に何か書いてあるかを，だいたい理解できる力は必要である．"理解度"の個人差や意味のとり違えがあるとしても，上記理解度 1～3 であれば

最低限の基礎知識を準備しなければならない．もちろん，医療従事者が数学の研究論文を読んで理解度 1〜2 ということは，おおいにあり得る．しかし，ここでは自分の専門分野に関する論文を読む場合で，ある程度は専門科目を勉強した人（たとえば学生），という前提である．

論文の理解度には，読み手の知識だけでなく，もともと書き手による文章自体が理解しにくいこともある．査読がきちんと行われている学術雑誌ではあまり見られることはないだろうが，文章表現が難しすぎる（専門家であっても）とか，説明不足といった論文もある．まれに他分野の知識を必要とする論文も散見される．リハビリテーション関係であれば，工学的な基礎知識を要する論文もある．

いかなる分野の論文でも共通して理解しにくい部分としては「方法」や「結果」に記載されている"統計手法"である．さしあたり統計手法の記載は飛ばして，「結果」の結論だけ読むという人は多いであろう．

読んだ論文が理解度 1〜2 であれば，もう 1 編，似たようなタイトルの論文を探して読む．それでも理解できなければ，さらにもう 1 編……と続けていく．もちろん途中で読むのが嫌になったら読むことはやめて，次の論文へと切り替えていく．時間がなくなったら次の機会にする．これをくり返して，自分が理解できないところを見当づける．

- まずは興味のあるタイトルの論文を読んでみる．内容の意味を理解できるだろうか．
- もし理解できないようなら，似たようなタイトルの別論文を探して，読む．これをくり返して，自分が理解できないところを見当づける．

§1.5 「論文を読んでも問題解決できない」ときには

　ある疑問をもって，その疑問を解決するようにみえたタイトルの論文を読み，問題は解決したという人は幸運かもしれない．ほとんどは思ったとおりに問題は解決しないだろう．「タイトルは問題の的を射ているのに，内容はなんかズレている」ということもある．論文を読み，何となく理解できたとしても，問題が解決できなかった人がいるはずである．

　その原因には，問題を解決し得る論文に巡りあっていないことがある．さらに，論文解読ができないことも挙げられる．論文解読ができないとなると，「論文を読んで，すっきり問題を解決できた！」ということ自体も怪しくなってしまう．理解したつもりと，理解できることは違うのである．

　一方，論文の理解（したつもり）にまでも至らなかった人は，論文を読むほどに，ますます問題は深刻化する．いくら読んでも論文の理解に至らなかった場合は，残念ながら，先に専門的な基礎知識を備える必要がある．もう一度基礎から勉強してというのも手ではあるが，それより，さらに同じ類の論文を読み続けるのもよいと思う．

　正しい論文の読み方を指導する人であれば，このような無謀な指示はしないだろうが，あえて論文の読み続けを推奨する．他の論文を読むと，わからない用語の説明や実験方法の詳細が書かれていたりするためである．また，そのほうが論文に慣れると思う．

　しかし，ただひたすらに読み続けていても何も解決しないし，時間が無駄だとわかれば読まなくなってしまうだろう．それでは，どうするか．論文を簡単に要約する手法 ― PECO ― を活用するのである．

- 論文を理解できると思っても，理解したつもりなのかもしれない．
- 理解できない人は，ひたすら，理解できる論文に巡りあう努力をする．
- そのままでは何も解決しないので，簡単に要約する方法 PECO を考えよう．

§1.6 論文の PECO を把握する

PECO とは，

> - **P**atient：どんな患者に，誰のために，何のために
> - **E**xposure：何をすると（介入または評価，測定）
> - **C**omparison：何と比べて
> - **O**utcome：どのような結果を得るか

の頭文字をとった略称である．E を I（**I**ntervention；介入）に変えて，**PICO** と呼ぶこともある．PICO でも，内容は同じである．

そもそも PECO とは**根拠に基づく医療 Evidence-based Medicine**（以下，**EBM**）を実践するための最初のステップ — 疑問の定式化 — の際に，問題解決のカギとなる用語をとり出すための手順であるが，これを論文の要約に応用するのである．もちろん，論文を読む前に PECO に準じて疑問（問題）を定式化しておけばなおよいが，「疑問の定式化」という時点で挫折してしまうと困るので，単に論文を要約することに集中する．

まずは，PECO というものの内容を，具体的に 1 つひとつ説明しよう．

1 P：Patient（患者[対象]）とは

論文の「対象」または「方法」に書かれている．論文に記載されている"対象者"である．健常者か，何らかの疾患をもった患者か，患者と健常者の両方かなどさまざまである．また，患者を疾患別に分けていることもあるし，年代などの特性によって分けていることもある．なお，健常者とは健康に見える人を指し，何をもって"健康"としているかはさまざまな基準で変わってくる．この表現が適切かどうかは判断できないが，単純にどういった者が対象とされているかを把握する．

② E：Exposure（暴露，介入）とは

論文の「対象」または「方法」に書かれている．Exposure とは"**暴露**"である．また，PICO であれば Intervention である．Intervention の意味は"**介入**（＝間に入ること）"である．暴露とは"さらすこと"であり，通常は"危険（と思われる）因子にさらされること"を暴露という．介入とは，"影響があると考えて研究者が人為的に行うこと"を意味する．単純に考えると，Patient（対象）に対する治療などがある．

研究において，何を暴露，介入したか？　を把握する．

Column 介入とは？

人為的に行うことが介入であれば，研究を行うこと自体が介入になる．この境界線が難しい．『「臨床研究に関する倫理指針」の改正についての報告（案）』[1]（p.3〜p.4）では，

- 「介入を伴う研究」における「介入」とは，「予防，診断，治療，看護ケア，リハビリテーション等について，(ア) 通常の診療を超えた医療行為を研究として実施するもの又は (イ) 通常の診療と同等の医療行為であっても，被験者の集団を原則として2群以上のグループに分け，それぞれに異なる治療方法，診断方法，予防方法その他の健康に影響を与えると考えられる要因に関する作為又は無作為の割付けを行って，これらの作為又は無作為に起因する結果を比較するもの」をいう．

- 「観察研究」とは，臨床研究のうち，介入を伴わず，試料等を用いる研究をいうもので，疫学研究を含まないものをいう．なお，疫学研究は，集団としてのデータを取り扱うものであるものに対して，臨床研究では，被験者ごとに個別にデータを扱うものとする．

- 通常の診療の範囲内であって，ランダム化，割付け等を行わない医療行為における記録，結果，診療に用いた検体等を利用する研究は，介入を伴う研究ではなく，観察研究とする．

とある（波線は引用者による）．難しい単語については，次章以降で解説する．

1) http://www.mhlw.go.jp/shingi/2008/07/dl/s0710-11b.pdf

③ C:Comparison とは

論文の「対象」または「方法」に書かれている．暴露のない，介入を行わない基準となる対象である．研究デザインによっては存在しないこともある．研究に参加しても Exposure を行わなかった対象は，**対照群 control** と呼ぶ．治療効果などの判定を行う研究では，対照群を設けることが多い．

④ O:Outcome とは

論文の「結果」に書かれている．どのような結果を得ているかを見る．読むとわかるのだが，結果が複数存在する論文は多い．タイトルと見合わせて，論文の執筆者が最も訴えたい結果はどれかを見つける．それでも複数挙がることはある．

⑤ 注意点

Abstract（要旨）だけを見て PECO を探る方法は避けたほうがよい．もちろん本文の PECO を忠実に反映するように Abstract が書かれている論文もあるが，重要な内容が欠落している恐れもあるので，<u>なるべく本文を読むようにする</u>．

PECO に従って読み，要約していくと，「考察」は読まなくてもよいことに気づくはずである．しかし，「考察」から執筆者の仮説や研究本来の目的が見えてくることもあるので，簡単にでも目を通しておく．また「考察」の構成としては不適切なのだろうが，専門用語の説明や基礎的な知識を記述しているものもあり，役に立つときもある．

PECO を読むうえで，項目をどう当てはめたらよいか迷う論文もある．最初の1編から当てはまらない，ということもあるだろう．それは研究デザインに影響される．

研究デザインの解説は次章で述べるので，現段階では「何を知るために，

何を対象として，何を行い，どのような結果を得た論文である」という要約でもよい．極端には自己流で解釈して要約しても，いっこうにかまわない．

- まずは論文のPECOを読んで要約することから始める．
- PECOに従って読めない論文もある．その場合は「これは，何を知るために，何を対象として，何を行い，どのような結果を得た論文である」という要約でもよい．

§1.7 PECOによる要約を，くり返す

　PECOによる読み方は，時間を要しない．ひたすら，PECOを埋める作業をくり返すだけでよい．なるべく簡素に，論文のタイトルをつけるような気持ちで要約する．「PECOで要約したら，このタイトルはふさわしくないな」と思うこともあろう．

　また，いくつかの論文を読んでPECOを用紙に書き込んで溜めていくと，自分が論文を読むに至った課題も見えてくるときがある．もちろん，明確な疑問をもっている人は最初から見えているだろうし，論文の読み方や書き方の練習として無作為に手当たり次第読んでいる人，先生や上司に言われていやいや読んでいる人は見えるはずがないが……．それでも課題が見えなければ，間違いというわけではない．とにかく論文を要約することに慣れるのが目標である．

　PECOによる要約は，できるかぎり簡素化することがポイントである．「これも，あれも……」と欲ばると，意味がない．とにかく，主要な結果のみを書きとる．これでいいのだろうか……と思っても，ひたすらくり返せばよい．

- PECO は，なるべく簡素化して論文のタイトルを付けるような気持ちで単純化する．
- いくつかの論文を読んで PECO を用紙に書き込んで溜めていくと，自分が論文を読むに至った課題も見えてくるときがある．
- PECO による要約は，できるかぎりシンプルにすることがポイントである．情報を欲ばると，意味がない．とにかく，主要な結果のみを書きとる．

§1.8 PECO の実践例

　ここでは架空の論文を題材として，その論文から PECO を読みとる例を挙げる．必ずしも P→E→C→O の順番には従わなくてもよいが，ここでは順番にとり上げていきたい．

★MEDLINE 日本語ゲートウェイ：
http://www.healthy.pair.com/

① 論文の検索

　論文の検索は，MEDLINE★などのオンライン医学文献検索サービスを活用すると簡単であるが，いきなり英語論文を読むのは大変である★．日本語の論文としては国内医学論文データベース医学中央雑誌のインターネット検索サービス「医中誌 Web」★などがよいと思う．これらの検索方法については，各ホームページを参照されたい．
　インターネットで検索するのも面倒……と考える人は，大学や所属施設の図書室で探す．購入している学術雑誌があればバックナンバーを検索する程度でもよい．

CHECK !
★英語論文のほうが，研究デザインなどのしっかりしているものが多い．英語論文を否定するつもりはまったくないが，"英語" と聞くだけで挫折してしまう．最初は英語論文は控えておいてもよいだろう．

★医中誌 WEB：
http://www.jamas.or.jp/

② 論文が見つかったら

たとえば，以下のようなタイトルの論文に興味をもって，読み始めたとする．読解力と時間のある人なら，順を追って読むほうがいい．しかし読解力も時間もない人は，とりあえずPECOに当てはめて要約してみよう．

立位体前屈に影響する身体要因について

対馬 巧哉[1]，対馬 花音[1]

1) 弘前大学医学部保健学科

Abstract：……

---

③ PECOの実践

■Patient（対象）

まずPを探す．Pは論文中「対象」または「方法」の部分に書かれている．

対　象

対象は健常人36名（男性13名，女性23名）であった．平均年齢は21.7±2.5歳，平均身長は163.1±8.0cm，平均体重44.5±7.5kgであった．……

上記のような記載があった場合，Pは

- 36名の健常人

となる．

■Exposure（暴露，介入）

次は E である．E は「対象」か「方法」に書かれている．通常，研究者または治療者が人為的に行うことであるが，この研究では治療を行っているわけでも，暴露要因をみているわけでもない．健常人を対象として身体形態を測定しているだけである．

方　法

対象者の立位体前屈を測定した．測定手順は……を用いて，3回測定した．次に，身体要因として，上肢長と下肢長を測定した．この測定は……に従ってメジャーを用いて3回測定した．最後に，左右の膝関節伸展位における股関節屈曲角度を測定した．これは……のように行った．

立位体前屈の値に対して身体要因のうち，どの変数が影響するかを知るために相関係数を求めた．また，立位体前屈の値を従属変数，その他の変数を独立変数とした重回帰分析を行った．……

こうした論文の場合は，人為的な部分として測定した項目，

- 立位体前屈と上肢長，下肢長，左右の膝関節伸展位での股関節屈曲角度を測る

となる．一般に臨床研究でいわれる介入とは異なることに注意する．

なお，これら測定項目の用語は専門用語であるから，教科書などを参考に調べる．簡単に解説すると，上肢長とは腕の長さ，下肢長とは脚の長さ，膝関節伸展位における股関節屈曲角度は図1-1で表される角度である．

■Comparison（比較）

論文の C は，Exposure を行わなかった対照と比較することであった．この論文では対照群や患者群などの C は存在しなかった．上述したとおり，C は存在しないこともあるので，

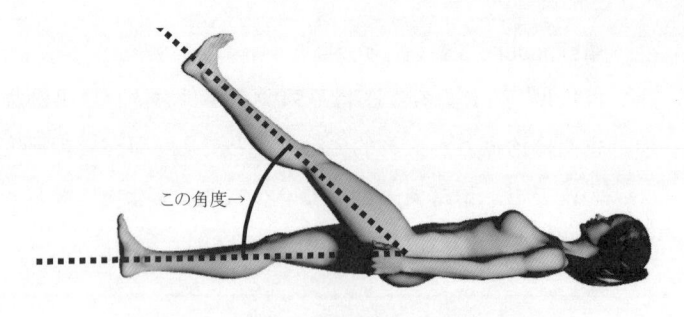

図 1-1　膝関節伸展位での股関節屈曲角度

- なし

としておく.

■Outcome（結果）

論文の O は,「結果」を見ればわかる.

> **結　果**
>
> 　立位体前屈と身体要因との Spearman の順位相関係数を求めた結果，上肢長とは $rs=-0.44$，下肢長とは $rs=-0.08$，左右の膝関節伸展位における股関節屈曲角度とは $rs=0.626$ であった．立位体前屈と左右の膝関節伸展位における股関節屈曲角度が最も相関が高かった．
> 　重回帰分析の結果では，左右の膝関節伸展位における股関節屈曲角度のみが $p<0.01$ で有意に関連する項目であった．……

　結果を解読するためには，"統計学"の知識が必要になる．統計学は高等学校（確率・統計とか）や大学で，ほとんどの人が受けた経験があるだろう．そして，現実社会でも平均や統計グラフなどを目にするように，馴染みのある数学である．論文でも必ずといっていいほど，この統計が使われる．
　しかし，統計に関する理解が乏しいために，論文を正しく読めない事態が生じている．いまの時点では，上述の結果が何を記しているかさっぱりわか

らない人も多いであろう．この結果の解釈は「考察」に書かれていることもあるので，どうしても理解できない人は「考察」を探索する必要がある．

統計に関する説明は後述するので，安心してよい．まずは，この時点での結果の解読として，

- 立位体前屈には左右の膝関節伸展位における股関節屈曲角度が最も影響した

と考える．この論文の PECO をまとめると，

- ◆ **P**atient： 36 名の健常人を対象として
- ◆ **E**xposure： 立位体前屈と上肢長，下肢長，左右の膝関節伸展位での股関節屈曲角度を測る
- ◆ **C**omparison： （なし）
- ◆ **O**utcome： 立位体前屈には左右の膝関節伸展位における股関節屈曲角度が最も影響した

となる．これが論文を読もうとした疑問と一致しないようなら，また他の論文を探す．

- PECO を実践してみよう．とにかく，くり返すことである．

§1.9　PECO の要約を練習してみる

とりあえず，ここまでできれば，第 1 段階は突破したことになる．次々と手持ちの論文で要約してみよう．PECO で要約するポイントは，<u>細かく見ないこと</u>．1 項目あたり多くても 50 字程度で，なるべく簡単に要約する．

また，PECOのそれぞれの項目に適当な内容を必ず見つけなければならないというわけでもない．とくにEとCのあたりは慣れないうちはうまく区別できないかもしれないが，健常群・患者群の区別とか，疾患A群・疾患B群の区別とか，健常群のみ，といった形でまとめてもよい．

PECOは要約の一手段であり，最終的には自分なりの要約方法を考案しても目標達成となる．

- PECOの要約では「細かく見ない」．1項目50字程度で簡潔に．

§1.10 第1章のまとめ

図1-2のフローチャートは本章の要約である．本章を読み終えたときに，PECOを頼りに論文を要約できるようになることが目的である．

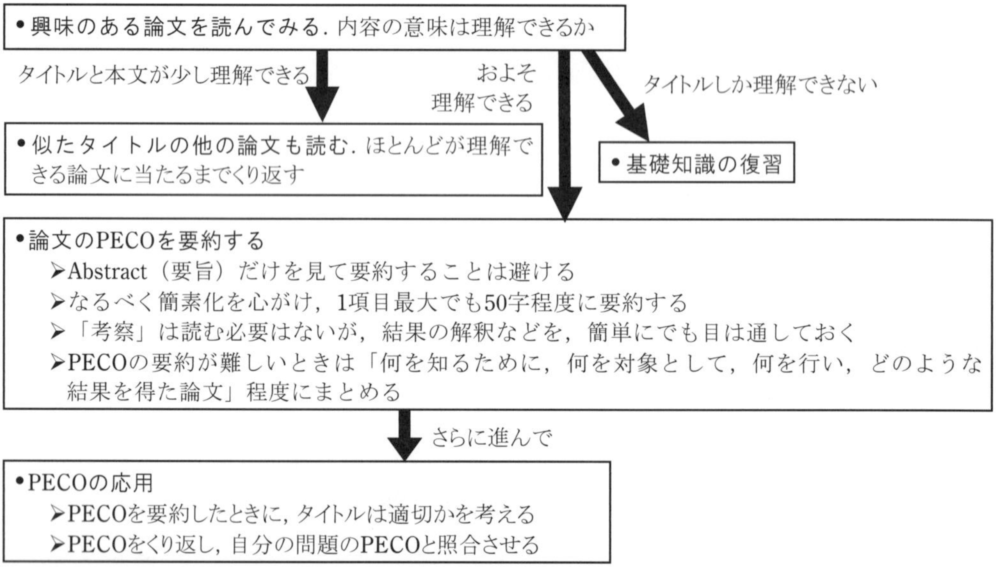

- 興味のある論文を読んでみる．内容の意味は理解できるか

  - タイトルと本文が少し理解できる
  - およそ理解できる
  - タイトルしか理解できない

- 似たタイトルの他の論文も読む．ほとんどが理解できる論文に当たるまでくり返す

- 基礎知識の復習

- 論文のPECOを要約する
  - Abstract（要旨）だけを見て要約することは避ける
  - なるべく簡素化を心がけ，1項目最大でも50字程度に要約する
  - 「考察」は読む必要はないが，結果の解釈などを，簡単にでも目は通しておく
  - PECOの要約が難しいときは「何を知るために，何を対象として，何を行い，どのような結果を得た論文」程度にまとめる

  さらに進んで

- PECOの応用
  - PECOを要約したときに，タイトルは適切かを考える
  - PECOをくり返し，自分の問題のPECOと照合させる

図1-2 本章の要約

第2章 研究デザインを読む

・時間要因による研究デザインの分類を知る
・割り付けによる研究デザインの分類を知る
・介入による研究デザインの分類を知る
・エビデンスレベルによる研究デザインの分類を知る
・各研究デザインの利点と欠点を知る

§2.1 研究デザインとは

　EBMを解説する書籍では，よく「研究論文を読むうえで研究デザインを周知しておくことが望ましい」と記載されている．しかし，初学者にとってすべての研究デザインを網羅するというのは難しいし，すべてを知らなくても研究論文は読める．そこで，基本的な研究デザインに限って簡単に紹介する．

　表2-1に研究デザインの例を挙げる．詳細な研究デザインの定義などは，他の書籍★を参考にしていただきたい．書籍によって用語が異なることもあるので，英語表記も付記しておいた．さらに細分化して分類する場合もあるが，本書ではここまでに止めておく．

★澤智博，森田茂穂（訳）：『医学統計データを読む 第3版』．メディカル・サイエンス・インターナショナル，2006.

表 2-1　研究デザイン

記述的研究 descriptive study	症例研究または症例報告 case study ケースシリーズ研究 case series study　(p.22)	
分析的研究 analytical study	観察的研究 observational study	横断研究 cross-sectional study　(p.21) ケースコントロール研究 case control study　(p.23) コホート研究 cohort study　(p.24)
	実験的研究 experimental study（介入研究）	ランダム化比較試験 randomized controlled trial　(RCT, p.27) 準ランダム化比較試験 controlled clinical trial　(CCT, p.28) クロスオーバー比較試験 crossover trials　(p.23) 前後比較試験 before-after trials 対照を持たない研究 study with no controls

（注）記述的研究を観察的研究に含めるときもある.

　まず，表 2-1 左の大・中分類について説明する.

- **記述的研究　descriptive study**
  - 単に現状データの記述のみに止まる研究である.
  - たとえば，「退院後 1 年経過した脳卒中患者を追跡調査して，何％が"寝たきり状態"であるかを調べる」といった調査報告である.

- **分析的研究　analytical study**

  分析的研究には，観察的研究と実験的研究の 2 つがある.

  - **観察的研究　observational study**
    - 記述的研究と同じように，単に現状データの記述のみに止まる意味をもつが，2 つ以上の群を比較して分析する点が異なる.
    - 上の例と照らし合わせれば，「退院時に歩行が自立していた脳卒中患者群と退院時に車いす生活であった脳卒中患者群について，退院 1 年後の"寝たきり率"は各何％くらいかを調べる」といった比較型の調査報告である.

- **実験的研究（介入研究）　experimental study**
  - 実際に治療などの人為的な介入を行って，その効果や変化をみる研究法である．
  - 「退院時に歩行が自立していた脳卒中患者を，退院後もリハビリテーションを継続した群とリハビリテーションを行っていない群に分け，1年後に再調査した．寝たきり率に差があるだろうか？」といった例がある．

論文の性質を把握するために研究デザインの理解は必要である．表 2-1 よりも詳細な定義もある．しかし，論文を読むことに慣れていない初学者に対して，あまりに細かい分類では判別に大変だろうから，この程度の分類を知っておけば十分である．

本章では研究デザインを解説するが，まずは大ざっぱな分類ができれば十分である．もちろん，初学者であっても研究デザインを明確に分類する知識はもっておくに越したことはない．

本章で研究デザインを解説する目的は，単に論文の研究デザインを分類できるようになってほしいだけではない．たしかに「この論文は，横断研究だな……」という判断ができたら，それはそれでメリットはある．しかし，本当の目的は研究デザインに伴う利点・欠点といった特徴から，論文を読むときの着眼点を知ってほしいということである．もちろん，研究デザインがわかれば論文を読むポイントがすべてわかるようになる，とはいえない．研究デザインを分類できる知識をもっていれば，気をつけるべき点が習得されるはずである．

- 研究デザインの分類によって，それぞれの研究デザインに伴う利点・欠点がわかり，論文を読むうえで気をつけるべき点が習得されるはずである．

§2.2 研究デザインの分類と解説

研究デザインの分類には，時間的要因による分類と，割り付けによる分類，介入による分類に分けて整理すると理解しやすい．加えて，エビデンスレベルによる分類も知っておくと便利である．

① 時間要因による分類

1）縦断研究 longitudinal study

縦断研究とは，期間を経てデータをとる場合をいう．後ろ向き研究と前向き研究に大別される．

① 後ろ向き研究 retrospective study

研究を開始する時点から，過去にさかのぼって暴露の有無などを調べる方法である．たとえば，「脳卒中患者群と健常群を決めてから，過去の健康診断データや食生活のデータなどを調べる」場合などの研究が挙げられる（図 2-1）．暴露とは一般に「さらすこと，またはさらされること」という意味をもつ〔→p.8〕が，ここでいう暴露とは「危険要因（疾患の起こる要因と考えられる要因）にさらされること」である．上記の例では，「高い食塩摂取」が脳卒中患者にみられたときに，その「高い食塩摂取」を暴露ありと考えるだろう．

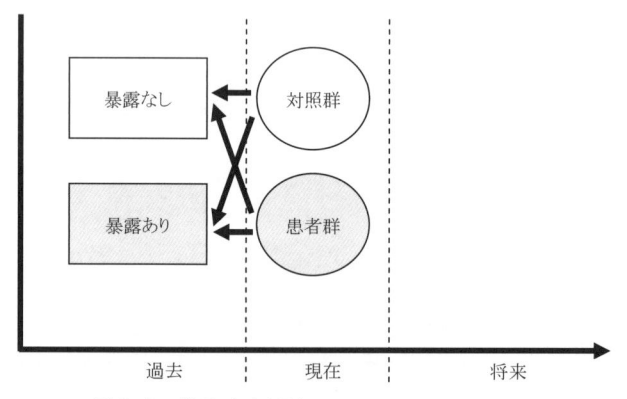

図 2-1 後ろ向き研究 retrospective study

② 前向き研究 prospective study

　後ろ向き研究とは逆に，暴露の有無に注目して群分けし，将来（数か月後，数年後）にわたって追跡し続け，疾病などの発生状況を比較する方法である．たとえば，「高血圧群と平常群を決め，10年後に脳卒中発生が多いのはどちらか？」といった研究が挙げられる（図2-2）．

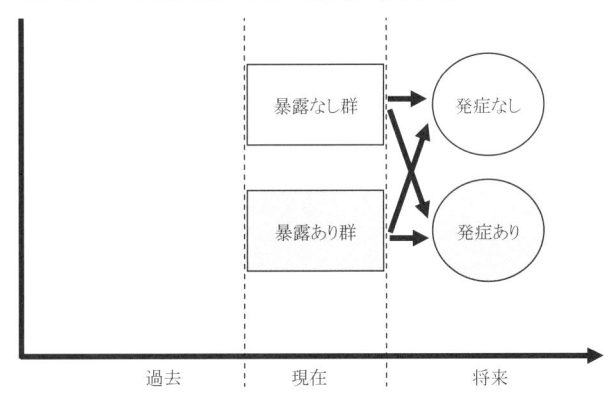

図2-2　前向き研究 prospective study

２）横断研究 cross-sectional study

　疾患を有する患者群（単一群でも複数群でもよい）に対して，現在の暴露の有無・程度を検査測定し，検討する方法である．過去にさかのぼって調査したり，将来にわたって調査することはない（図2-3）．

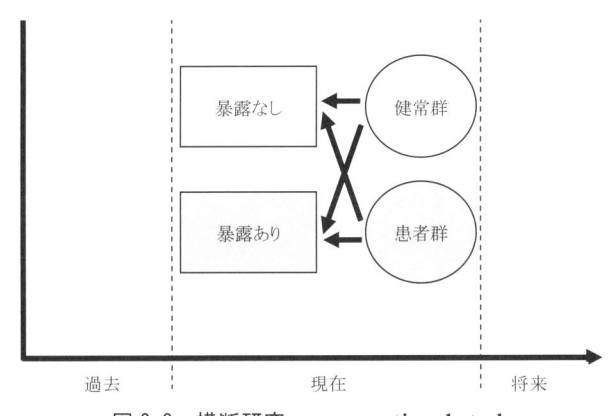

図2-3　横断研究 cross-sectional study

§2.2　研究デザインの分類と解説　21

たとえば，「脳卒中患者を年代別に群分けして，血中コレステロール値を比較する」とか，「脳卒中患者群と健常群を対象に，血中コレステロール値を比較する」といった研究である．

●時間要因による分類のまとめ
- ➢ 後ろ向き研究
  研究の開始時点から，過去にさかのぼって暴露の有無などを調べる方法
- ➢ 前向き研究
  暴露有無群に分け，追跡後に，疾病などの発生有無群で比較する方法
- ➢ 横断研究
  対象群に対して，現在の暴露の有無や程度を検討する方法

---

② 割り付けによる分類

1）ケースシリーズ研究 case series study

　ケースシリーズ研究は，ある疾患をもつ患者群のみを対象として疾患の特徴を研究するものであり，対照との比較はしない．通常は横断研究として現状を観察する（図 2-4）．

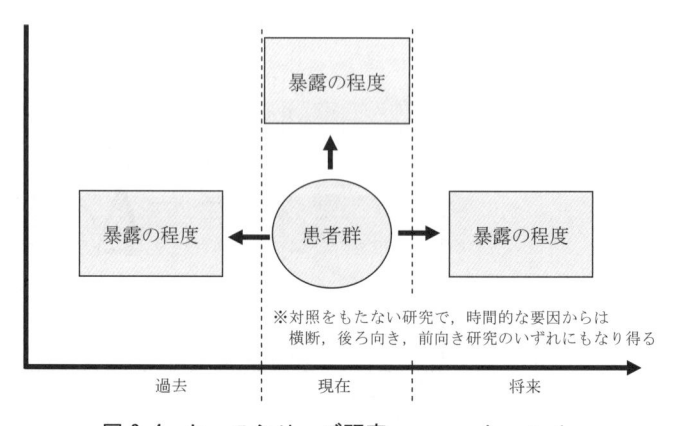

図 2-4　ケースシリーズ研究 case series study

22　第 2 章　研究デザインを読む

2）ケースコントロール研究 case control study

　ケースコントロール研究は，患者群と対照群に分けて，疾患の特徴（検査値など）や暴露の有無，背景因子の違いなどを比較する研究である．これらの要因は，いま現在の要因や過去にさかのぼった要因であるため，<u>横断研究または後ろ向き研究として分類される</u>（図2-5）．

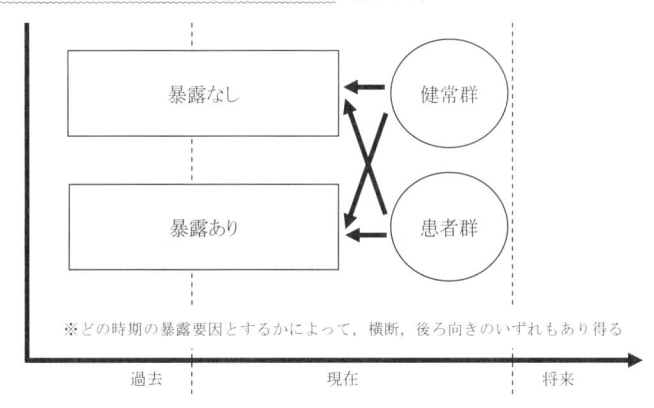

図2-5　ケースコントロール研究 case control study

3）クロスオーバー比較試験（交差試験）crossover trials

　ある疾患患者を偶数群に分け，いったん治療経過を追った後に，各群で治療法を交換して再度経過を追い，比較する方法である（図2-6）．

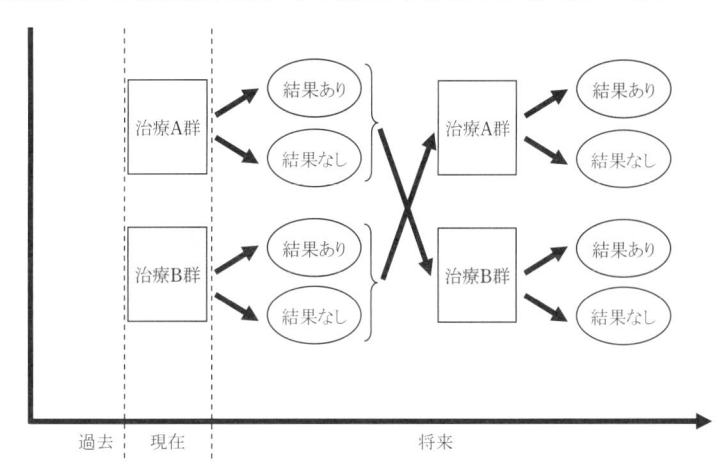

図2-6　クロスオーバー比較試験 crossover trials

§2.2　研究デザインの分類と解説

> **CHECK！**
> ★偽薬とも呼ばれる．効果のあると思われる治療法と，外見上はまったく同じようにみえて，実質的な治療効果のないものである．薬物実験で，治験薬とまったく同じ形・色・大きさのプラセボ薬を作って投与する群と比較することはよく行われている．

一方の群には治療 A，他方群には治療 B またはプラセボ★placebo の治療を行って比較する．一定の観察期間が過ぎたら，治療を中止して洗い流し期間を置き，今度は両群で治療法を交換して治療を開始し，経過を追う．

4）コホート研究 cohort study

コホート研究では，「症例と対照を分ける」という作業を行わない．あらかじめ何らかの疾患へ影響すると思われる暴露要因を考えて，対象集団を決め，その中から暴露された群（暴露群）と暴露されない群（非暴露群）に分ける．その後，経過的に一定期間追い，疾患発症や改善・悪化の有無との関係を調べる方法である．原則として，コホート研究は介入を行わない，観察的研究である．

コホート研究は，時間的なデザインでみると前向き研究とも考えられ，<u>前向き研究の代名詞ともなっている</u>（図 2-7）．

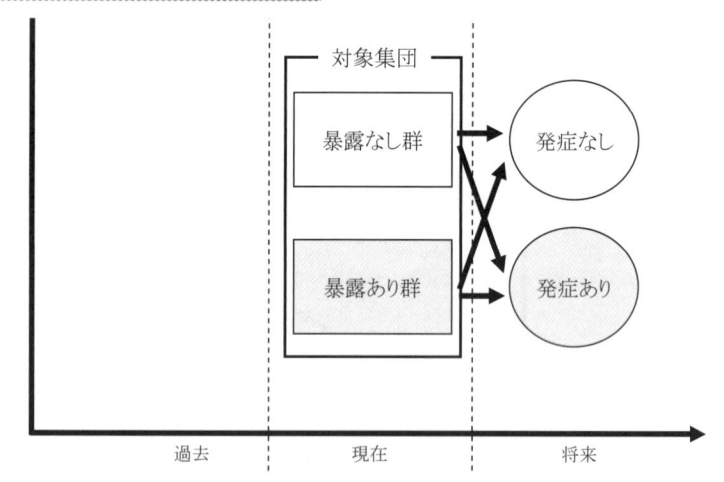

図 2-7　コホート研究 cohort study（前向き研究）

なお，あらかじめ暴露要因をもつ母集団と暴露要因をもたない母集団を分けてから，対象を抽出する方法はコホート研究のうちでも，とくに**二重コホート研究 double cohort study** と呼ぶことがある（図 2-8）．

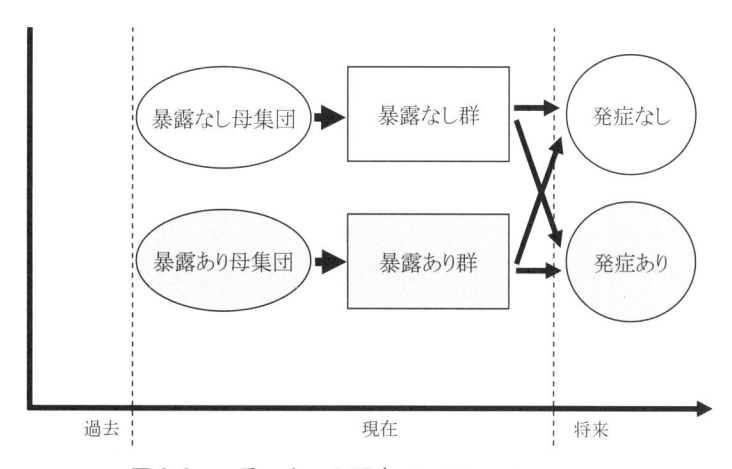

図 2-8　二重コホート研究　double cohort study

5）後ろ向きコホート研究　retrospective cohort study

過去の記録を利用して暴露群・非暴露群に分け，その後に現時点での疾患の有無を調査して暴露要因の検討を行うという，コホート研究のような手順で行う研究である．一見，ケースコントロール研究と混同しそうだが，あくまで暴露群・非暴露群に分けてから，疾患の有無を調査する点が特徴的である（図 2-9）．

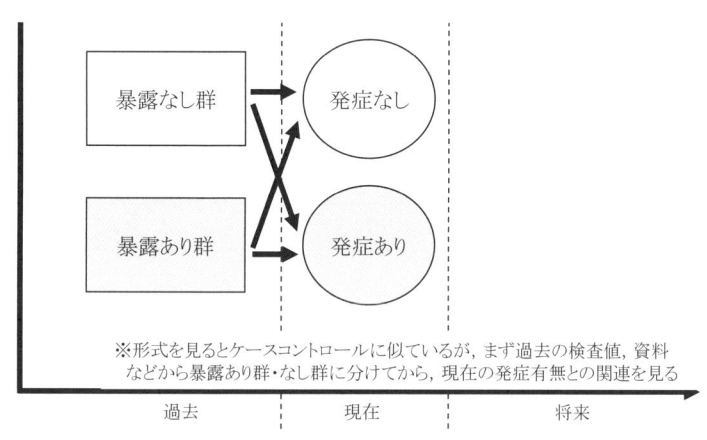

※形式を見るとケースコントロールに似ているが，まず過去の検査値，資料などから暴露あり群・なし群に分けてから，現在の発症有無との関連を見る

図 2-9　後ろ向きコホート研究　retrospective cohort study

§2.2　研究デザインの分類と解説　25

後ろ向きコホート研究を行うためには，前向きのコホート研究に相当する多さの過去の記録が準備されていなければならない．

●割り付けによる分類のまとめ
- ケースシリーズ研究
　ある疾患をもつ患者群のみを対象として疾患の特徴を調べる．
- ケースコントロール研究
　患者群と対照群に分けて，疾患の特徴（検査値など）や暴露の有無，背景因子の違いなどを比較する．
- クロスオーバー比較試験
　偶数群に分け，いったん治療経過を追った後に，各群で治療法を交換して，再度経過を追って比較する方法である．
- コホート研究
　対象を暴露群と非暴露群に分け，一定期間観察後に，疾患の有無を調べる．そして暴露要因と疾病発症の関係を検討する．
- 後ろ向きコホート研究
　過去の記録を利用して暴露群・非暴露群に分け，その後に現時点での疾患の有無を調査して暴露要因の検討を行う．

---

③ 介入による分類

　研究を行うにあたり，治療などの介入を行わない研究を観察的研究という．これに対して治療などの介入を行う研究を，実験的研究（または介入研究）という．

④ エビデンスレベルによる分類

表 2-2 はエビデンスレベル evidence level を表している．エビデンスとは根拠を意味し，エビデンスレベルとは，その根拠の信頼度である．EBM を行う際の論文の質を評価するうえで，必要となる研究デザインの知識である．

表 2-2 エビデンスのレベルと研究デザイン

レベル	分類	比較	ランダム割り付け	研究デザイン例
Ia	システマティックレビュー／メタアナリシス	○	○	複数の RCT 研究
Ib	1つ以上の RCT	○	○	RCT
IIa	1つ以上の CCT	○	△	CCT
IIb	少なくとも1つのよくデザインされた準実験的研究	○	×	コホート研究 ケースコントロール研究
III	比較試験や相関研究，ケースコントロール研究など，よくデザインされた非実験的記述的研究	×	×	ケースシリーズ研究 症例報告
IV	専門家委員会や権威者の意見	×	×	総説など

AHCPR（米国医療政策研究局[現：AHRQ]）による

CHECK !
★エビデンスレベルは 5 段階や 6 段階で記載している書籍もあり，一貫していない．ただし，レベルの高低は同様である．

★名郷直樹：『EBM キーワード』．中山書店，2005．

最も信頼のできる Ia から信頼の低い IV までに段階づけされている★．本書では EBM については詳しく解説しないために，あくまで論文を読むための最低限の知識を解説するに止める．EBM に関して興味がある人は簡単な書籍★から読み始めるとよい．

1）ランダム化比較試験 randomized controlled trial（以下，RCT）

暴露要因以外はすべて公平になるように対象を複数の群に分けて，暴露要因の影響を調べる比較研究である．たとえば，ある疾患をもつ群を A と B の治療群に分けるとか，治療ありとなし群に分けて，治療の効果を比較する．これを見るかぎりでは特別な研究のように思えないが，この群分けする

§2.2 研究デザインの分類と解説

手順（割り付け法）に，特徴がある．

　対象をランダムに割り付ける目的は，各群で背景因子の偏り（交絡［→第4章］）ができるだけ小さくなるようにするためである．サイコロを振って割り付けるとか，くじ引きで割り付けるなどの方法が考えられるが，それでも偏りが入るといわれるので十分ではない．コンピュータで乱数を発生させ，割り付け表を作成して割り付ける方法が適切である．

2）準ランダム化比較試験 controlled clinical trial（以下，CCT）

　コイン投げ・くじ引き・曜日・誕生日・カルテ番号・交互などを用いた割り付けの，ランダム化に準じた方法を**準ランダム化 quasi-randomization**（または疑似無作為化や偽ランダム化とも呼ばれる）という．背景因子の統制が十分とはいえないため，選択バイアスが入りやすい．当然，エビデンスのレベルは低くなる．**比較臨床試験 quasi-randomized controlled trial** とも呼ばれる．

3）準実験的研究 quasi-experimental study

　上記以外の，ランダム割り付けを考慮していない研究は準実験的研究になる．また対照群（比較群）をもたない研究もこれに含まれる．日本国内の研究論文では，RCT や CCT といったデザインのものはほとんど見られず，準実験的研究か次に述べる非実験的研究が多い．

4）非実験的研究 non-experimental study

　上述までの研究デザインに該当しない研究は，非実験的研究である．記述的研究 observational study のことであり，非比較研究 non-comparative study とも呼ばれる．

　1例または比較的少数の症例を集めて状態を記述した症例研究，または症例報告，同じ疾患の症例を集積して状態を記述したケースシリーズ研究，横断研究などが相当する．

§2.3 各研究デザインの利点と欠点

どの研究デザインは優れていて，どの研究デザインは劣っているという研究デザイン間の比較はできるが，いずれの研究デザインも利点と欠点をもっている．ここでは，よくとり上げられる時間的要因による分類の研究デザインについて利点と欠点を述べる．

1 前向き研究（主にコホート研究）

■利点

- 暴露の有無に対する疾患の発生など，ある原因に対する結果の観察には非常に優れている．

- 暴露群，非暴露群の割り付け時に背景因子の**マッチング matching** を行って，選択バイアス〔→第4章〕を可能なかぎり避けることができる．

- 経時的に対象を追っていくことで，直接測定したデータを集めることができる．

マッチングとは，背景因子を照合することである．たとえば，治療による血圧の改善度を比べるとき，両群で年代が異なると改善度が変わるかもしれない．治療群と非治療群の年齢層がなるべく同じとなるように対象を選ぶ．

■欠点

- 時間経過を追ってデータをとるため，時間的効率，費用的効率が非常に悪い．

- 研究開始時点において，割り付けを完璧に行ったつもりでも，疾患に関与する背景因子に気づかない恐れもある．

➢ 例として，体脂肪の多い・少ないによって割り付けし，数年後の脳卒中発症率を調べる研究を挙げる．体脂肪の多い者は食事量が多く，塩分摂取も多かったとすると，体脂肪ではなく過多な塩分摂取が背景因子となって，脳卒中発症率を高めたという可能性もあり得る．

もちろん，事前に背景因子をマッチングして割り付けできることがメリットではあるのだが，完全になくすことは難しい．優れた研究デザインとして過信する結果，思わぬ問題が発生することもあるので，注意を要する．

② 後ろ向き研究（主にケースコントロール研究）

■利点

- コホート研究に比べ，時間的・経費的な効率がよい．

- 割り付けの際に最初から症例数の調整ができるので，発症例数の少ない患者を対象とする研究で有利である．

■欠点

- 選択バイアスの影響が入りやすい．
  ➢ 症例と対照の結果がわかっているので割り付け時にバイアスが入りやすい．症例には暴露要因が多くなるように，対照は暴露要因が少なくなるように割り付けてしまうときがある．

- 情報バイアスの影響が入りやすい．
  ➢ 症例と対照をわかっているので，たとえば，症例は悪い方向に，対照はよい方向に測定してしまうという情報バイアスが起こりやすい．
  ➢ 過去を回顧して記録するデータもあるので，対象者や研究者の曖昧な記憶に委ねるゆえに，記憶間違いなどの**想起バイアス recall bias** が起こりやすい．

細かくみると利点・欠点はもっとあるが，上記が主な特徴である．ケースコントロール研究は時間的・経費的な面で有利であるから，よく用いられる研究デザインである．しかし，とくにバイアスが入りやすいために，標本の抽出，データの測定方法を中心とした問題には注意しなければならない．

③　横断研究

■ 利点

- 時間的・経費的な効率が最もよい．
  - ➢ コホート研究の事前に行う予備的研究な位置づけとしても適している．

- いくつかの要因に着目して，比較できる．
  - ➢ 場合によっては，ある疾患について症例－対照群で比較したり，着眼点を変えて，ある暴露要因について暴露あり－暴露なしで比較したり，と変更できる．

- さまざまな要因を一度に測定でき，いろいろな側面から検討できる．

■ 欠点

- バイアスの影響が入りやすい．
  - ➢ 後ろ向き研究と同様．

- 原因と結果の因果関係★が明確ではない．
  - ➢ 仮に，「たばこを吸っている人が肺ガン群に多かった」とか，「塩分摂取の多い者が高血圧群に多かった」としても，現在の状態だけからは（時間的な先行性を確定できないので），それらがたしかに原因であるとは断言しがたい．

CHECK !
★因果関係とは，原因と結果の関係である．2者の関係が強ければよいというだけでなく，原因が先に起こるという時間的先行性，他の現象でも同様の関連を見い出せるという一般性，その関係が根拠をもって説明できるという整合性が要される．

§2.3　各研究デザインの利点と欠点　31

> 研究デザインは，
> - 時間要因による分類
> - 割り付けによる分類
> - 介入による分類
> - エビデンスレベルによる分類
>
> で分ける．

§2.4 研究デザインの分類を整理する

　時間的要因と割り付けの要因から，いままでの研究方法をまとめると図2-10のようになる．エビデンスレベルの分類に関しては，割り付けの方法によって変化する部分があるので，含めていない．

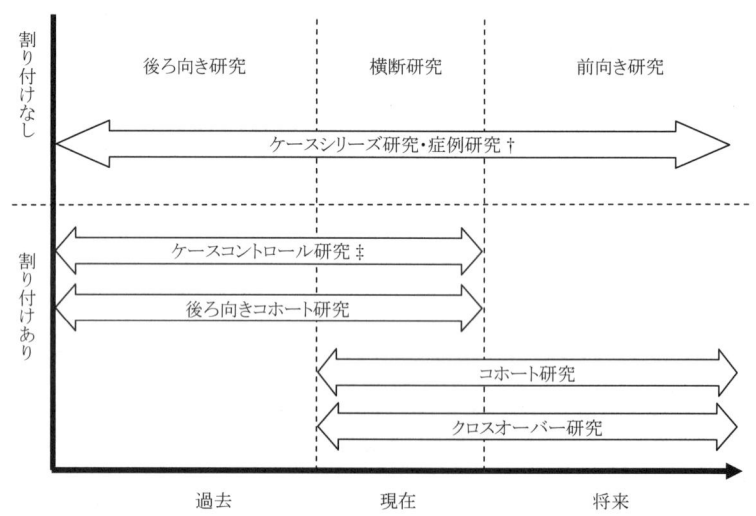

† 研究内容によっては，後ろ向き研究，横断研究，前向き研究のいずれにもなる
‡ 研究内容によっては，後ろ向き研究，横断研究のいずれにもなる

図2-10　研究分類のまとめ

★医中誌 WEB：
http://www.jamas.or.jp/

★メタアナリシス：メタ分析ともいい，過去に行われた RCT デザインかつ信頼性の高い複数の研究結果を定量的に統合し，精度の高い結論を得る方法である．適切に行われたメタアナリシスによる結果は，エビデンスレベルは最も高い．

まず，上述してきた研究デザインをもとにして，自分の読んでいる論文はどの研究デザインに該当するかを考えてみよう．本邦の医療系論文ではケースコントロール研究，ケースシリーズ研究，症例報告が多く，RCT のような論文は少ない現状である．簡単なところで，医中誌 web★の検索では，メタアナリシス★meta-analysis，RCT，CCT などの論文を検索できるので，試しにどのような論文があるか検索してほしい．

§2.5 第2章のまとめ

論文の研究デザインを判断できるようになることは理想であるが，細かく分類すればきりがないので，時間要因による分類を基本として，覚えておこう．図 2-11 のフローチャートも便利である．

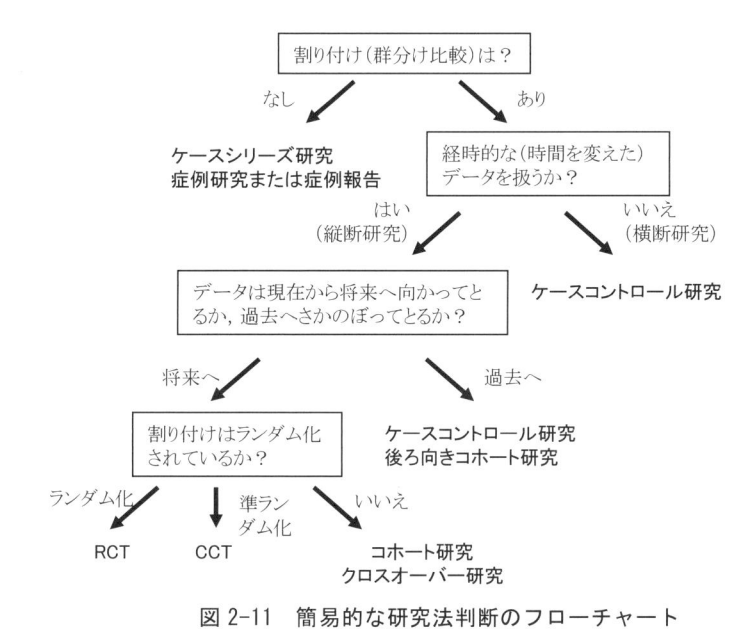

図 2-11 簡易的な研究法判断のフローチャート

研究デザインが分類できれば，それぞれの利点・欠点といった点から読んでいくこともできる．論文を読み進めるうちで徐々に知識として備えていけばよいだろう．

第3章 対象と選択バイアスを読む

- 標本，母集団，調査対象集団の違いを知る
- 対象を選ぶ際の問題，とくに選択バイアスを知る
- 記述統計値の意味を知る
- Seedsに従って，組み入れ手順に関する要約を行える
- 標本・母集団・調査対象集団を分類できる
- 5W1Hによって，割り付けの要約を行える

§3.1 対象とは

　対象とは"研究の資材"である．人を対象とした研究では，研究に参加する被検者を指す．研究内容によっては人ではなく動物であったり，細胞であったり，ときには生物以外の物体が対象となることもある．

　たとえば，被検者のカルテのみを閲覧して過去のデータを収集した場合は，対象は"被検者のカルテ"である．しかし，研究論文では「対象は○○名の糖尿病患者であった」と記載する．カルテを調べたことに関しては，「方法」で詳細に記載する．

　対象は研究の目的を果たすための資材となるものである．したがって，対象の質が悪いと，いくら良い解析をしても正しい結果は得られない．いうなれば，いくら腕のよい料理人でも腐った食材を料理するのでは，見た目くらいしか良くならないということである．

- 対象は研究の目的を果たすための資材である．
- 対象の質が悪いと，いくら良い解析をしても正しい結果は得られない．

§3.2 対象の何を読むか

　研究にとって，対象はデータのもととなる重要な資材である．対象がどうやって選ばれたかという標本抽出の方法，実験的研究であれば各対象群の割り付け方法，そしてこれらの行為に対する選択バイアスの把握が基本となる．

> - 標本抽出
> - 割り付け
> - 選択バイアス

　この用語は，研究方法とか論文の読み方・書き方に関する書籍で頻繁に出てくる用語である．以降では，これらについて必要となる基礎知識と，実際の見かたについて述べる．

- 標本抽出の方法
- 各対象群の割り付け方法
- 選択バイアスの把握

§3.3　標本と母集団の関係（サンプリング）

　研究における対象は，統計用語では**標本 sample** と呼ばれる．研究では標本を観察して，または標本に介入してデータを得る．データを解析して，知りたかったことが明らかになる．ある治療法が効果的であったなどの知見を得る．そして，その結果は対象と同じ属性をもった大集団にも応用可能でなければならない．統計用語では，この標本の母体となる大集団を**母集団 population** と呼ぶ．たとえば，

- 頭痛を訴える 20 歳代男性 10 人（標本）に鎮痛剤を投与して 8 人（80%）に効いた．
→この鎮痛剤は，世の中の頭痛を訴える 20 歳代男性（母集団）の 80%に効くかもしれない．

と推測できる．

　研究の結果は「その対象の母集団にも同じ効果が現れる」と一般化できなければならない．しかし，現実にはそれほど単純ではない．20 歳代男性 10 名という標本は，世の中の 20 歳代男性という母集団を反映しているという条件が必要となる．

　この例での 20 歳代男性 10 名は，同時になんらかの疾患を患って病院に通院していたとしたら，どうだろうか．その疾患は頭痛の治り具合に影響しているのではないだろうか．疾患が原因で頭痛を起こし，頭痛に効くと思った薬物は疾患を治す薬だったかもしれない．そう考えると，はたして世の中のあらゆる 20 歳代男性にも同じように効くといい切れるだろうか……．

　対象者（標本）は母集団から，無作為に偏りなく公平に選ばれた者でなければならない．20 歳代男性を想定しながらも，病気を患っていたり，特殊な仕事をしていたり，というのであれば，母集団から公平に選ばれたとは考えられない．

　ところが，たとえ母集団を反映するように無作為に偏りなく公平に選んで

も，たいていは問題がある．例を挙げよう．A 病院の疾患 B 患者を対象として無作為に偏りなく標本を選ぶと，母集団は A 病院を受診した疾患 B 患者全体となる．もし，研究結果を日本全国の疾患 B 患者に一般化しようと考えているなら，この母集団は A 病院を受診した者のみ，という**偏り（バイアス bias**〔→§3.5〕）がある．理想の母集団は日本全国の，はたまた世界中の疾患 B 患者なのである．

そこで，この理想の母集団を**調査対象集団 universe** と定義し，母集団と区別して考えることが必要となる（図 3-1）．調査対象集団→母集団→標本と 3 段階で考えることにより，標本の偏りを把握しやすくなる．なお，調査対象集団を目的母集団 target population，母集団を研究対象集団 accessible population と述べている文献★もある．いずれにしても，この 3 階層で考える点に変わりない．

★木原雅子，木原正博（訳）：『医学的研究のデザイン第 3 版』．メディカル・サイエンス・インターナショナル，

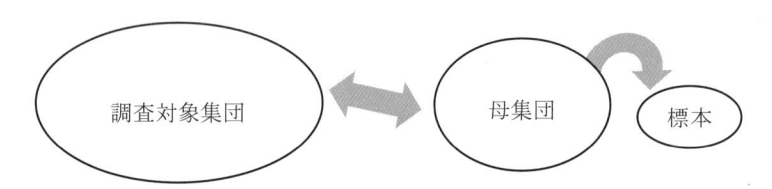

図 3-1　調査対象集団，母集団，標本との関係

ほとんどの研究における対象では，その母集団が調査対象集団と運よく一致することもあるが，一致しないことのほうが多い．この標本→母集団→調査対象集団のギャップが選択バイアス〔→§3.6〕という問題になる．

なお，RCT はもちろん実験的研究では，研究に同意した対象だけが選ばれるので，対象の無作為抽出は不可能となる．つまり，選択バイアスは免れない問題である．

- 調査対象集団→母集団→標本と 3 段階で考えると，標本の偏り（選択バイアス）を把握しやすい．

§3.4　平均と標準偏差の意味

こんどは，平均と標準偏差の意味を知ろう．まず，以下の簡単な例文を読んでほしい．

対　象

対象は健常な高齢者 100 名であった．対象の平均年齢は 65.3±7.2 歳で，男性は 50 名，女性は 50 名であった．

この情報から対象者についてわかることは，

- 健常な高齢者であること
- 人数が 100 名であること
- 平均年齢は 65.3±7.2 歳であること
- 男性が 50 名，女性が 50 名であること

の 4 点である．

ここで，"65.3±7.2 歳"というのは，平均が 65.3 歳，標準偏差が 7.2 歳という意味である．**平均 mean** と**標準偏差 standard deviation**（SD とか，sd と略すことが多い）の意味について，解説しておこう．

例：10，40，10 の 3 つのデータ

- 平均
  - ≻ すべてのデータを，ならした値
  - ≻ n 人につき，ある属性の値をすべて足し合わせた合計を n で割った値
  - ≻ 計算：$\dfrac{10+40+10}{3} = 20$

> CHECK!
> ★なぜ $n-1$ で割るのかについては統計学の専門書を参考にされたい．

- **標準偏差（SD）**
  - 平均と各データの差の 2 乗和の平均
  - まず，各データから平均を引き，その二乗和を $n-1$★で割る（分散という）
  - 計算：$\dfrac{(10-20)^2+(40-20)^2+(10-20)^2}{3-1}=300$
  - この分散の正の平方根，$\sqrt{300}=17.32$ が SD である

　この人数と平均年齢から推測される年齢の**ヒストグラム histogram** は図3-2 のとおりである．統計学的な意味の詳細は後述するとして，まずは分布を見ていただきたい．

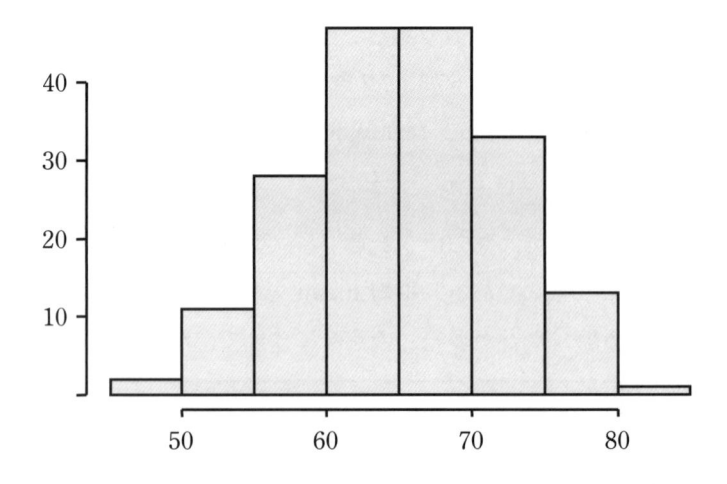

図 3-2　平均年齢と標準偏差から推測されるデータの分布

　ヒストグラムとは柱状のグラフのことであり，**図 3-2** は各年齢階級別に該当する人数を柱状グラフにしたものである．もちろん，棒（階級）の数は自由に変更することができる．ここでは 8 段階に区切っている．

分布とは，ヒストグラムから観察される，棒の並びの形である．さまざまな分布の種類に関しては，後述するとして，ここでは図 3-2 のようにデータの中心（分布の真ん中）が盛り上がって，両端（値の高いほうと低いほう）が徐々に低くなっていく分布を**正規分布 normal distribution**★〔→§5.3〕という．

CHECK !
★下のような形の分布．

　データが正規分布に従ってかつデータ数が多いとき，

- 平均±SD の範囲には，約 70％の対象者が入る
- 平均±2×SD の範囲には，約 95％の対象者が入る
- 平均±3×SD の範囲には，約 99％の対象者が入る

ことが知られている．

　この例では 65.3±7.2 歳なので，平均±SD の範囲，すなわち 58.1 歳～72.5 歳の間には 100 名×0.7＝70 人前後の人が入っていると推測でき，また平均±2×SD の範囲，50.9 歳～79.7 歳の間には 100 名×0.95＝95 人前後の人が入っていると推測できる．

　どのようなデータでも平均と SD が提示されていれば，人数の存在する値の範囲が推定できることになる．ただし，真に<u>データが正規分布に従うならば</u>，という前提条件が必須となる．この年齢データは正規分布に従うのだろうか？

　もし，年齢データが正規分布に従うのであれば，平均と SD の提示で十分である．どれくらいの年齢層の人が，どれくらい対象となっているか，簡単に推測できる．しかし，仮に<u>年齢データが正規分布に従わない場合</u>は，平均と SD だけの情報では，把握できない．その場合は，もっと重要な―**中央値 median** や**四分位数 quartile** など―が必要となってくる．

　これらについては，第 5 章でも解説する．とりあえず，対象に書かれてある記述統計の情報の意味について述べておいた．

- データが正規分布に従うのであれば，平均と SD の提示で分布を把握できる．

§3.4　平均と標準偏差の意味　41

§3.5 バイアスとは

論文の「対象」を読む手順を解説する前に，まず基礎知識となるバイアスについて解説する．

バイアスとは，研究データに必ず付随するものであり，偏りと訳される．バイアスはデータの正確さを左右するものである．つまり，データの中心（平均）からの偏りを意味する．

バイアスには，主に表3-1に挙げた3つのバイアスがある．本章では，とくに研究の対象を決める際の**選択バイアス selection bias** について解説する．

表3-1 バイアス（偏り）の種類

選択バイアス　selection bias
情報バイアス　information bias
交絡　confounding　（交絡バイアス）

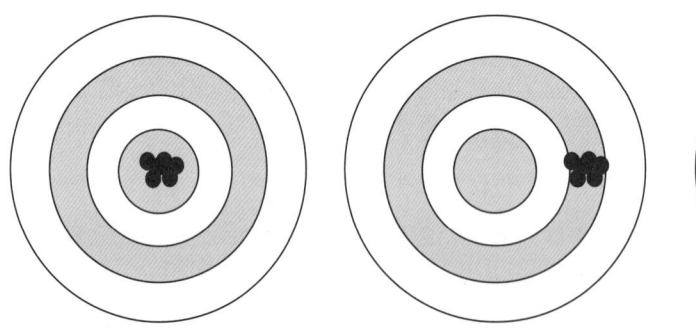

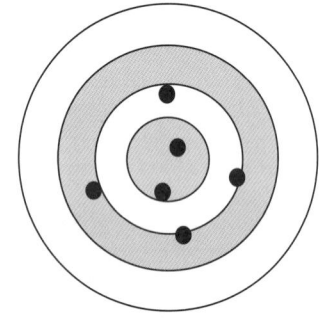

a. バイアスが小さく再現性が高い　　b. バイアスは大きいが再現性は高い　　c. バイアスは小さいが再現性が低い

● は矢の当たった位置を表す

図3-3　的（まと）に当てた矢によるバイアスと再現性の例

バイアスと**再現性** reproducibility の違いについて，例えを図 3-3 に表した．再現性とは，くり返し測定しても，データの値が同じ値をとるという，値のまとまり度を表す．図 3-3 は的に矢を当てたときの図だと思ってほしい．バイアスが小さく再現性が高い図 3-3a のときは，的の中心に矢が集中する．図 3-3b は，的の中心から矢がずれている場合を表す．これは的の中心に対する正確さにズレがあることを意味する．このズレがバイアスである．また，矢がまとまった位置にあるので，再現性は高い．図 3-3c は，全体の平均としてみれば中心を狙っているようだが（バイアスは小さい），矢の位置はバラバラで再現性が低い例である．

一般に，バイアスは**妥当性** validity として表現されることもある．妥当性といってもさまざまな意味があるのだが，ここでの妥当性とは，測っているそのものをどれだけ正確に捉えているかという測定の妥当性である．

かたや再現性とは"測定の再現性"を意味し，同じ手順で測定をくり返したとき，再び得られる値は同じとなるかを問題にする．同義に扱われる用語として**信頼性** reliability がある．また統計用語では，データのバイアスとばらつきをまとめて**誤差** error と呼び，バイアスを**系統誤差** systematic error，ばらつきを**偶然誤差** random error というときもある．

信頼性と妥当性という用語はよく耳にするが，両者をあわせて，正確さや精密さの度合いを意味する**精度**といわれることがある．

データを測定するときは，いかに精度を高くするかが重要であり，論文で公表されるデータの精度は確認する必要がある．

- バイアスとは，データの偏りのことである．

§3.6 選択バイアスの代表的な例

選択バイアスの代表的な例は，さまざまな書籍で解説されている．Sackett DL は 35 種類のバイアスを説明している★．これらを細かく説明しても，暗記することはもちろん，読むのも嫌になるだろう．ここでは，よく取り上げられるバイアスを簡単に説明するに止める．

★澤智博, 森田茂穂 (訳)：『医学統計データを読む 第 3 版』．メディカル・サイエンス・インターナショナル, 2006.

① 罹患率バイアス prevalence bias

表 3-2 ケースコントロール研究の結果

		脳卒中発症 あり	脳卒中発症 なし	合計
高血圧	あり	40	700	740
	なし	90	900	990
合計		130	1600	1730

(数値は人数)

表 3-2 にケースコントロール研究の結果例を挙げた．この例では，脳卒中患者 130 例と健常者 (脳卒中発症なし) 1600 例を対象として，高血圧の有無との関係を調べた架空のデータである．

この例だと，脳卒中患者には 130 人中 40 人 (約 30%) に高血圧があり，健常者には 1600 人中 700 人 (約 44%) に高血圧があるということになる．つまり，脳卒中の発症に高血圧は危険要因となりにくいと考える．

ところが，これは表 3-3 のように 10 年前から行われていたコホート研究の結果であったとしよう．公開していないが，脳卒中による死亡例も存在していた．

表 3-3　コホート研究の結果

		脳卒中発症				合計
		あり	あり(死亡)	合計	なし	
高血圧	あり	40	260	300	700	1000
	なし	90	10	100	900	1000
		130	270	400	1600	2000

（数値は人数）

　死亡例も含めて計算すると，高血圧あり群 1000 例中脳卒中の発症は 300 例（30％），高血圧なし群 1000 例中脳卒中の発症は 100 例（10％）となり，高血圧は脳卒中の危険要因である可能性が向上している．

　このように，死亡例や追跡不能例を見逃すと，逆転した結果が得られてしまう．こうしたバイアスを罹患率バイアスという．

２　入院バイアス admission rate bias（Berkson bias）

表 3-4　入院バイアスの例

			糖尿病		合計
			あり	なし	
運動器疾患	入院患者	あり	50	20	70
		なし	20	50	70
	小計		70	70	140
	外来患者	あり	50	100	150
		なし	20	100	120
	小計		70	200	270
	合計		140	270	410

（数値は人数）

　表 3-4 は，糖尿病と運動器疾患の関係を表した例題である．入院患者だけ

を見れば，運動器疾患と糖尿病は関連があるようにみえる．しかし，外来患者は関係が低い．外来患者と比べて，入院患者は複数の疾患を保有する可能性が高いというバイアスの現れである．また，入院患者では重症例も多くなるだろう．これを**入院バイアス**，または**バークソンバイアス**と呼ぶ．

入院患者を対象とする研究（とくにケースコントロール研究）では，こうした入院バイアスの存在を考えなければならない．

③ 非協力者バイアス non-respondent bias・積極協力者バイアス volunteer bias

非協力者バイアスは，研究内容に対して都合の悪い者は参加したがらず，興味のある者は積極的に研究に参加しようとする特性が現れてしまうバイアスである．たとえば，喫煙状況と疾患などの関係を見ようとして協力者を募ったら，非喫煙者のほうが多く集まり，喫煙者は社会的な影響も危惧して，回答しないなどのバイアスがある．

逆に，**積極協力者バイアス**は，体力測定の研究や運動の効果をみる研究では自己の健康に関心のある者や日頃から運動を行っている者が集まりやすいとか，労働時間に関するアンケート調査では不満をもっている者からの回答が集まりやすい，といった偏りである．

④ 会員バイアス membership bias

高齢者の被検者を募るときに，ある老人クラブに依頼した場合，多くは社会的活動に関心のある者が選ばれるというバイアスが**会員バイアス**である．また，特定の会社に勤務している職員を被検者とした研究では，職種の影響がないともかぎらない．

★久繁哲徳：『臨床情報のチェックポイント―ベッドサイドの医療評価学―』．医歯薬出版，1994．

⑤ 選択バイアスの扱い方

この他にも選択バイアスの例を挙げていくと，きりがないぐらい多い★．

選択バイアスは無作為抽出によって回避できるが，観察的研究の一部を除けば研究協力に同意した者を対象とせざるを得ないため，RCT であっても選択バイアスは生じてしまう．かといって，倫理を無視するわけにはいかない．

ゆえに，ほとんどの研究は信用できないと考えてしまえば元も子もない．研究のバイアスを留意したうえで，結論をどれくらいの範囲で信用できるのかを読みとることが大切である．

また，研究デザインによってある程度のバイアスが予想できるので，疑う部分に特徴が出る．しかし，その特徴は必ずしもパターン化されているわけではなく，ケースバイケースである．バイアスを見つける原則は，標本の母集団と理想とする調査対象集団のギャップを考えることである．

- 完璧なる選択バイアスの発見は難しく，バイアスを探すあまり，論文を読む目的を失ってしまっては困る．
- 最初のうちは，研究デザインごとに選択バイアスの入りやすい部分を疑うことから始めるとよいだろう．

§3.7 選択バイアスを見つける

冒頭で述べたとおり，選択バイアスは母集団から標本を選ぶときと，実験的研究であれば**割り付け allocation** を行うときに生じる．したがって，

- 対象の組み入れ手順
- 調査対象集団と標本（対象）の把握とギャップの評価
- 割り付け方法

をみるのがポイントとなる．

1　組み入れ手順のチェックポイント

対象の組み入れ手順は，Screening，Exclusion，Enrollment，Dropout，Sample の過程に添って確認する（図 3-4）．

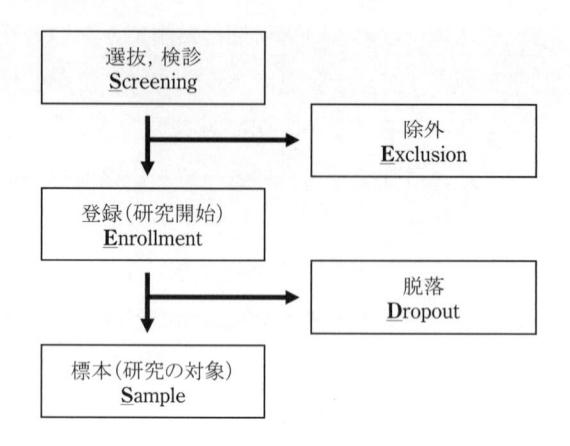

図 3-4　組み入れ手順確認のための Seeds

- **選抜，検診 Screening**：どのような対象を想定したか．母集団に相当する．
- **除外 Exclusion**：研究対象から除外された人数．除外基準に該当する者．
- **登録 Enrollment**：実際に研究に参加した者．
- **脱落 Dropout**：参加途中で拒否または何らかの事情で中止した者．
- **標本 Sample**：最終的に研究データが有効だった者．

これらの頭文字をとって**シーズ Seeds**（種子，根源）とでも呼ぼう．ひとつの例を挙げて，考えてみよう．

対　象

　A 市の住民で高齢な者のうち，○○年度健康調査にて現在医学的治療を受けていない 252 名に参加を呼びかけた．これらのなかで，研究の参加承諾を得られ，同意書を提出された 100 名を対象とした．この 100 名には中枢神経疾患や日常生活に支障を来すような整形外科的疾患の既往を有する者は存在しなかった．

　対象の平均年齢は 65.3±7.2 歳で，男性は 50 名，女性は 50 名であった．全員とも研究機関を通して参加継続し，研究完了までの脱落例はなかった．

この例題の Seeds は，

- Screening（選抜，検診）：A 市住民で高齢な者のうち，○○年度健康調査にて医学的治療を受けていない 252 名．

- Exclusion（除外）：研究の参加承諾が得られず，同意書も提出されない 152 名（252 名－152 名＝100 名）．

- Enrollment（登録）：中枢神経疾患や日常生活に支障を来すような整形外科的疾患の既往を有さない 100 名．

- Dropout（脱落）：なし．

- Sample（標本）：中枢神経疾患や日常生活に支障を来すような整形外科的疾患の既往を有さない 100 名．

となる．

② 調査対象集団と標本（対象）の把握とギャップの評価

標本・母集団・調査対象集団を決定する．

- **標本**：中枢神経疾患や日常生活に支障を来すような整形外科的疾患の既往をもたない者．

- **母集団**：A市住民で高齢な者のうち，〇〇年度健康調査の結果にて医学的治療を受けていない者．

- **調査対象集団**：医学的治療を受けていない高齢者．

それぞれの集団間のギャップを考えよう．ギャップを考えるときは，<u>選択条件の定義とその判断基準を追求すればよい</u>．

調査対象集団に対する母集団の選択条件は，A市住民であること，健康調査の結果にて医学的治療を受けていないことである．ここでのギャップは，

- A市住民は日本全国と比較して，どのように特性が違うか．（定義）
- 健康調査とは，どのようにして行われ，どのような内容か．（定義）
- 医学的治療を受けていないとは，どのような判断基準か．（判断基準）

である．さらに，母集団に対する標本の選択基準は，中枢神経疾患をもたない，日常生活に支障を来す整形外科的疾患の既往をもたない，ということなので，

- 中枢神経疾患とは，どういった状態か．（定義）
- 中枢神経疾患をもたないとは，誰がどのように判断したか．（判断基準）
- 日常生活に支障を来す整形外科的疾患の既往をもたないとは，どういった状態か．（定義）
- 日常生活に支障を来す整形外科的疾患の既往をもたないとは，誰がどのように判断したか．（判断基準）

と考える．これらの明確な記載がなければ，論文の結果の妥当性は評価できない．<u>ただし，記載の不明箇所が結果に直接影響を及ぼすと考えられないときは問題として扱わない</u>．また，「対象」以外に記載されていることもあり得るので，「対象」だけを読んで説明の過不足を評価することはできず，「方法」と「結果」まで読み通した後に判断したほうがよいだろう．

③ 割り付け方法の評価（実験的研究の場合）

実験的研究では，その割り付け方法について調べる必要がある．架空の例を挙げる．

対　象

研究に先立って対象者 100 名を，A 市主催の運動教室に参加する者と，参加しない者に割り付けた．筆者全員によって個別に対象者全員に運動教室の概要を説明し，参加の同意を得た者を参加群とした．

参加群は，○○年△月〜×月の 3 カ月間，週 3 日の頻度で運動教室に通い，1 日あたり 2 時間実行した．期間中の欠席回数も記録した．

参加しない群は，今まで通りの生活を続けてもらった．

両群とも，運動教室開始時と，その後 1 カ月ごとに体力測定を行い…
…

内容によっては，群ごとに Seeds を調べておく必要がある．割り付けに対する要約は，<u>5W1H による要約</u>がよいだろう．5W1H とは，Who, What, When, Where, Why, そして How の頭文字である．人為的な介入部分の評価には便利である．

これに沿って**表 3-5** のように要約する．研究デザインによっては記入できないところもあるだろうし，記載されていない部分もある．また，どの項目

に該当するかはっきりしないところもある．この分類方法には規定があるわけではないので，要約しやすい方法を各自工夫してもかまわない．実験的研究で，複数の群に分けて比較している研究デザインでは，群ごとに要約するとよいだろう．

表 3-5　5W1H による対象要約の例

Who	実際に誰が割り付けたか？	研究者？
What	何を基準に割り付けたか？	運動教室の概要を説明し，参加の同意を得た者
When	いつ割り付けたか？ （暴露要因の測定前，同時，後？）	運動教室の開始前
Where	どこで対象を収集したか？	対象収集を呼びかけた方法は明記されていない
Why	研究目的（研究デザイン）は？	運動教室の効果検証 縦断的な介入研究（ケースシリーズ研究）
How	対象の割り付け方法は？	運動教室の概要を説明し，同意を得た者 ランダム化：記載なし マッチング：記載なし

Who：実際は誰が割り付けたか？

　実際に誰が割り付けたかが明記されていない．研究者（執筆者）自身が割り付けを行うときは，都合のよいように群分けしてしまう恐れがある．したがって割り付けの具体的手順は明記されているべきである．ランダム割り付け〔→§4.4〕を意識した研究では，乱数表により割り付けたとか，封筒法により割り付けたなどの説明が必要である．

What：何を基準に割り付けたか？

　この例では，同意を得た者を条件に参加群としている．どのように説明して同意を得たかを詳しく記載してもよいだろう．また，同意を得ても参加群に割り付けられなかった人がいないかは明記されていない．

When：いつ割り付けたか？

　研究デザインによって，暴露要因や検討したい要因をわかって割り付ける

場合（後ろ向き研究や横断研究）と，暴露要因がわからないで割り付ける場合によって選択バイアスの混入度合いが異なってくる．

Where：どこで対象を収集したか？
　対象収集を呼びかけた人（機関）については，記載されていない．

Why：研究目的は？
　研究目的は，割り付けに対して選択バイアスの混入を疑う際に知っておくべきである．意欲的な者だけが運動群に割り付けられると，バイアスは存在するだろう．

How：対象の割り付け方法は？
　RCT などのデザインでない限りは，事情によって必ずしもランダム化やマッチングが行われていなければならないというわけではないが，どれくらいまで考慮されているかを把握する．

- Seeds を調べ，標本・母集団・調査対象集団を分類して評価する．
- 実験的研究であれば，割り付け手順を 5W1H で要約し，評価する．

§3.8　第3章のまとめ

　　対象は，研究のデータのもととなる重要な資材である．研究論文の対象を読んで，その性質を把握することは論文を読むうえでの基本である．本章の解説がすべてではないが，これをもとにいろいろなバイアスの見つけ方を習得しよう．

Column　被検者か被験者か？

　　「被検者」と「被験者」はどちらが正しいか．日本語の意味はどちらも同等と考えて問題ない．また，どちらかに統一すべきとの明記されたものは，現状では見あたらない．

　　もっとも，論文の投稿規定で「被○者と記すこと」などの指示があれば楽だが，原則はどちらかの表記に統一すれば問題ない．

　　被検者の"検"という文字から，検査をイメージするし，被験者の"験"という文字からは，実験をイメージする．そうした観点から使い分けてもよいだろう．

第4章 データ測定にまつわるバイアス

- 情報バイアスと交絡の意味を知る
- ランダム化とブラインディング，マッチングという用語の意味を知る
- 情報バイアスを見つける基本を知る
- 交絡を見つける基本を知る

§4.1 バイアスの3つの種類

　前章でバイアスについての意味を述べ，バイアスには3種類のバイアスがあることを説明した．そして，選択バイアスについて詳しく述べた（表4-1）．

表4-1　バイアスの種類（表3-1再掲）

選択バイアス　selection bias
情報バイアス　information bias
交絡　confounding　（交絡バイアス）

　ここでは，とくにデータをとる際に付随する情報バイアスと交絡について，説明する．

- バイアスには，選択バイアスと情報バイアス，交絡がある．

§4.2 情報バイアスとは

情報バイアス information bias とは情報を収集する際に生じるバイアスである．**測定バイアス** measurement bias とも呼ばれる．情報とは，調査や測定によって得るデータである．すなわち，データをとる際に発生するバイアスである．

一般的にデータの偏りといわれると，情報バイアスのことを意味する．治療群と対照群の比較研究のときには，どうしても治療群を良い方向へ評価したくなるものである．また，印象に残る症例は他の対象者よりも詳しく評価したり，訴えの多すぎる症例は簡単に評価を終える，などのバイアスが起こるかもしれない．

もちろん対象者も，ぜひ協力をしたいと意欲的なときは計測値が良くなったり，逆に消極的な態度で参加している者は値が不良であったりするだろう．強い訴えをもっている人は，より詳しく話すとか，誇張して話すとか，さまざまなバイアスが考えられる．

たとえば，「過去1カ月間に転倒しましたか？」という調査を基準にして転倒群・非転倒群に分けようとするとき，どこまでを転倒と考えるかによってはっきり答えられないし，対象が高齢者であれば，転んだか，転ばなかったか思い出せない……という想起バイアス〔→§2.3〕が重なって，結果は歪んでしまうだろう．同じ研究でも，情報収集の手順によって変化するというのが情報バイアスの難しいところである．

> ● 情報バイアスとは情報（データ）を収集する際に生じるバイアスである．測定バイアスとも呼ばれる．

§4.3　交絡とは

CHECK！
★交絡因子は原因と関連する因子であり，結果にも関連する因子であるが，原因によって影響を受ける（起こる）因子ではない．

　原因と思われる項目と結果が関連性（因果関係）をもつとき，その背後に存在する隠れた要因を**交絡因子**★ **confounding factor** といい，交絡因子が存在することを**交絡 confounding** と呼ぶ（図 4-1 a）．交絡因子は，原因と結果の両方に関連する因子である．統計学では，交絡因子と同等なものとして**共変量 covariate** と呼び，**交互作用 interaction** があるとか，**擬似相関 spurious correlation** があるというときもある．しかし共変量や交互作用は，あくまで統計学上の数理的に問題として考えられる "原因と結果の関係に影響する背景因子" であり，必ずしも現実的な交絡を反映するとは限らないことに注意してほしい．

　たとえば，運動群と非運動群に対してどちらが体力向上するかを調べたところ，運動群が体力向上したときに，じつは治療群に若年者が多かったという例がある（図 4-1 b）．若年者のほうが当然，運動効果は高いと考えるのが

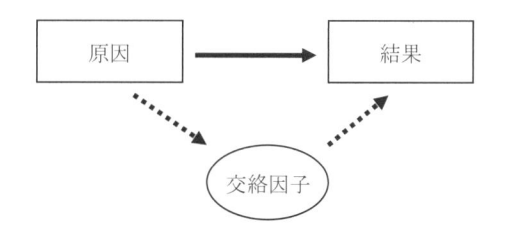

a. 原因・結果と交絡因子の関係

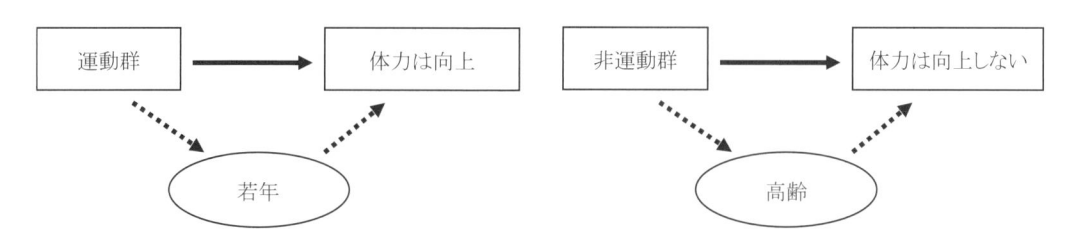

b. 運動の有無と体力向上に対して年齢が交絡因子となる例

図 4-1　交絡の例

妥当だろう．この"年齢の違い"が交絡因子となる．

交絡は研究デザインの段階で予想できる場合があるが，まったく予想できない場合もある．ITT 解析 intention to treat analysis による RCT デザインでは，徹底したランダム割り付けのおかげで交絡の影響がかなり少ないといわれる．ITT 解析とは，実験的研究において，治療群に割り当てられても治療を変更，または研究参加を中止するなど，何らかの事情で割り当てられた条件を維持できなくなったときであっても，本来割り当てられた群に属するとして，データ解析に含める解析法である（図 4-2）．逆に，中止例や脱落例を除外して，完全に条件に添った者のみを対象に解析する場合を **PPB 解析 per protocol based analysis** とか **on treatment 解析** という．

記述・観察的研究やランダム割り付けをしない実験的研究では，交絡を免れないことが多い．なお，交絡は選択バイアスや情報バイアスと重複する部分もあるので，明確に区別できないときもある．

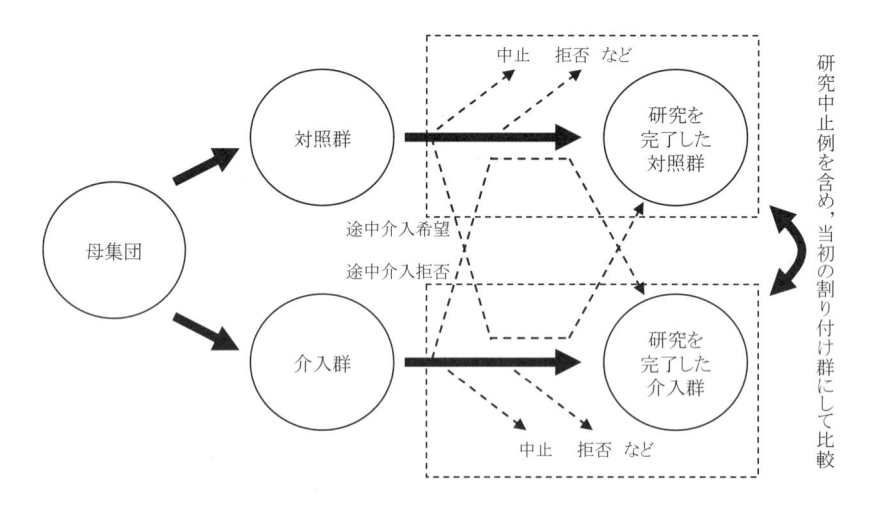

図 4-2　ITT 解析　intention to treat analysis

- 原因と結果が関連性をもつとき，それらの関係の背景に存在する影響要因を交絡因子という．交絡因子が存在することを交絡と呼ぶ．

§4.4 割り付けのランダム化とブラインディング

RCT などで用いられる理想的な割り付けの原則として，**ランダム化 randomization** と**ブラインディング blinding**（盲検化，マスキング，マスク化，遮蔽とも呼ぶ）がある．これらは，情報バイアスや交絡を減らすために有効な方法である．

1 割り付けのランダム化

割り付けのランダム化は無作為化とも呼ばれていたが，完全なる割り付けの無作為化はあり得ず，また無作為を意識した作為的な割り付け作業であるためにランダム化と呼ばれるようになってきている．前にも述べたが，サイコロを振って無作為に割り付けるとか，くじ引きで無作為に割り付けるなどの方法であっても偏りが入るといわれるので十分ではない．コンピュータ乱数を使った乱数表に基づく割り付けや，割り付けを専門業務とする第三者への依頼が必要であるといわれる．

また，実際に割り付けを行うに当たって**コンシールメント concealment**（隠ぺいとも呼ばれる）も保たれていなければならない．コンシールメントとは割り付け作業者が，対照者か介入者か，または対照者か患者か，といったことを知らずに，ランダム化割り付けを行うことである．

こうした意味で，対象の割り付けをランダム化とするのは非常に難しい．また，ランダム化，無作為化と記述してあっても，実際に上記を徹底している論文は少ない現状にある．

2 ブラインディング

ブラインディングは，対照群と介入群のどちらに割り振られているかを，対象者，治療（施行）者，結果の判定者，データの解析者の，どのレベルで知らないかによって一重〜四重盲検に分類される（図 4-3）．ブラインディン

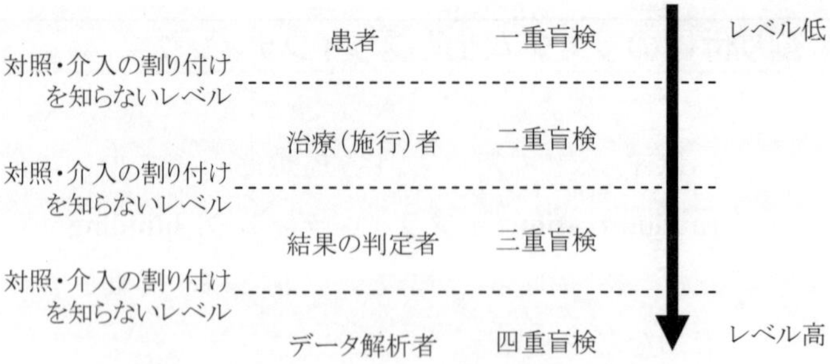

```
対照・介入の割り付け          患者         一重盲検      レベル低
  を知らないレベル
                          治療(施行)者     二重盲検
対照・介入の割り付け
  を知らないレベル
                          結果の判定者      三重盲検
対照・介入の割り付け
  を知らないレベル
                          データ解析者      四重盲検    レベル高
```

図 4-3　ブラインディング（盲検化）のレベル

グは情報バイアスのコントロールに有効である．患者，治療者ともにどちらに割り当てられているかを知らない**ダブルブラインド（二重盲検）法**はよく知られている．新薬の臨床試験として，治療薬または治療薬と同じ形・色のプラセボ剤を処方して比較する方法である．しかし，臨床研究で厳密にブラインディングできるケースは，少ないのではなかろうか．

　医学の治療では，多分に心理面などの副次的効果もあり得る．それであれば，その副次的効果も含めて治療効果と考えるほうが妥当ではないかという発想から，**PROBE 法 Prospective Randomized Open Blinded End-point study** というものもある．PROBE 法は割り付けに際しては対象者に公表するが，結果の測定・評価者はブラインディングされるという方法である．実際の臨床研究では，倫理面での問題を考えても PROBE 法が現実的であると考える．

- 理想的な割り付けの原則は，ランダム化とブラインディングである．これらは，情報バイアスや交絡を減らすために有効な方法である．
- 完全なるランダム化とブラインディングは難しい．PROBE 法という方法も有効である．

§4.5 論文の「方法」を読む

「方法」には，その研究のデータの取り方が書いてある．それを読む際に，情報バイアスや交絡がないか，確認する必要がある．

① 情報バイアスを見つける

バイアスの全般にいえることだが，すべてのバイアスを見つけることは難しい．しかし，論文を読むだけでその存在を判断できるようなバイアスが存在するときは，論文の結論を疑わなければならない．

まずは第1章でも出てきた例題を挙げよう．

方 法

対象者の立位体前屈を測定した．立位体前屈は立位体前屈測定器を使って，規定の方法に従い，3回繰り返して測定した．次に，身体要因として，上肢長と下肢長を測定した．上肢長の測定は肩峰外側端から橈骨茎状突起までの長さとした．下肢長は，転子果長といわれる大転子から外果までの長さとした．これもメジャーを用いて3回測定した．最後に，左右の膝関節伸展位における股関節屈曲角度を測定した．これは角度計を用いて3回測定した．

この例題で，情報バイアスはどこに存在するかを考えてみよう．情報バイアスも選択バイアス〔→第3章〕と同様に人為的なものなので，5W1Hで考えるとよい（表4-2）．

表 4-2　5W1H によるデータ測定の要約例

Who	誰が測定したか？	論文執筆者？
What	何を測定したか？	・立位体前屈 ・上肢長 ・下肢長 ・左右の膝関節伸展位における股関節屈曲角度
When	いつ測定したか？	明記されていないが，全て同時期に測定したと思われる．
Where	どこで測定したか？	測定場所については記載されていない．
Why	なぜそれを測定したか？	立位体前屈に対する，上肢長，下肢長，股関節屈曲角度の影響をみるため．
How	何を基準に，どのような方法で測定したか？	・立位体前屈 　立位体前屈測定器を使って，規定の方法に従い，3回くり返して測定した． ・上肢長 　肩峰外側端から橈骨茎状突起までの長さを，メジャーで3回測定した． ・下肢長 　転子果長といわれる大転子から外果までの長さを，メジャーで3回測定した． ・左右の膝関節伸展位における股関節屈曲角度 　角度計を用いて3回測定した．

Who：誰が測定したか？

誰が測定したかは，記載されるべきである．例題では記載されていない．多くは論文の筆者が測定しているだろうが，あくまで推定である．この点で，測定者の信頼性（再現性）が把握できない．つまり，このデータの精度がわからない．

測定者の信頼性は，**検者内信頼性 intra-rater reliability** と**検者間信頼性 inter-rater reliability** に区別される．

● 検者内信頼性とは，ある1人の検者が数名の被検者をくり返し測定したときの再現性を意味する．

● 検者間信頼性とは，2人以上の検者によって数名の被検者を測定したときの再現性を意味する．

これらは事前に確かめられているか，もしくは諸家により十分に検討されている測定方法であることを根拠づけて述べるべきである．

What：何を測定したか？

測定した項目すべてを挙げる．

When：いつ測定したか？

研究デザインによって，測定の時期は異なる．横断研究であれば，原則としてすべての測定項目は同時期に評価されるはずである．前向き研究であれば，原因となる項目が先に測定され，期間を経てから結果となる項目が測定される．後ろ向き研究であれば，原則として結果となる項目が先に測定され，原因となる評価はその後に測定される（図 4-4）．横断研究や後ろ向き研究では，結果がわかっている状態で原因を測定することが大半なので，情報バイアスが入りやすい．

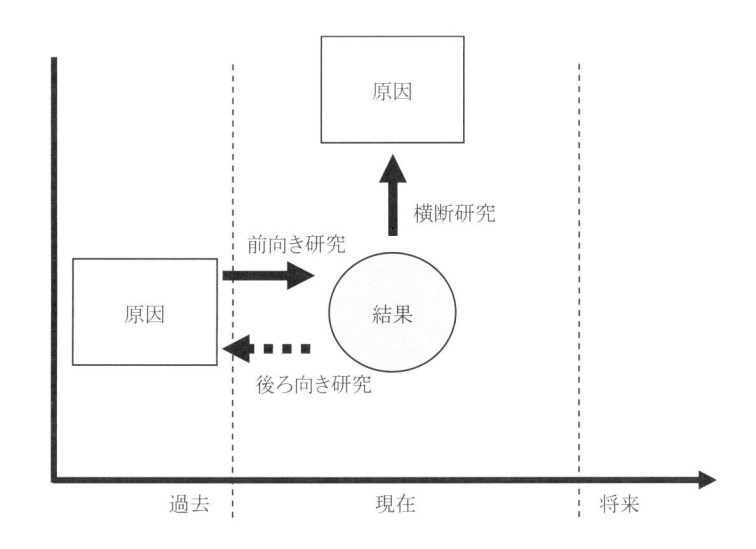

図 4-4　研究デザインによる原因と結果の測定時期

§ 4.5　論文の「方法」を読む

Where：どこで測定したか？

　測定場所は，データの性質に影響することがあるので，記載するべきであろう．とくに心理的な影響を受けるとされる測定に関しては，明記されるべきである．

Why：なぜそれを測定したか？

　研究の目的に関する事項である．上述したとおり，研究の仮説は誰しもが達成したいものである．目的を達成するために意図的なバイアスが入り込んでいるかを疑う．

　ここでは，立位体前屈に対する上肢長・下肢長・股関節屈曲角度の影響を調べている．仮説を簡単に解釈すれば，立位体前屈は腕が長いほど，脚が短いほど，柔軟性（股関節屈曲角度）が高いほど，大きい値をとるに違いないと考えている．さきに立位体前屈を測って，柔軟度の高い記録を出した対象とわかっていれば，仮説に見合うような測定をしてしまうのではないだろうか……．

How：何を基準に，どのような方法で測定したか？

　測定基準に関しては，立位体前屈もその他の項目も，標準的に定められた方法で測定しているので，特別問題はないだろう．仮に，規定の方法と異なった方法で測定するなら，手順を詳細に述べていなければ，その精度は評価できない．

　また，測定のくり返し回数についてだが，すべての測定は3回くり返されている．測定回数については上述の検者内信頼性，検者間信頼性を検討することによって決定できるが，実験の性質上，費用や時間的な問題から回数が限定されることもある．

　測定順序に関しては，立位体前屈→上肢長→下肢長→股関節屈曲角度の順で測定したかのような表記となっている．前半の測定よりも，後半の測定には測定の慣れ，学習効果，対象者の学習，疲労なども影響する．

表 4-3　測定バイアスへの対処法としての循環法

手順①　1, 2, …, n 条件の測定を行うとき，条件数分の列と行の表を作る．

手順②　1 行目（下の例では「山田」の行）に 1, 2, n, 3, n-1, 4, …と条件の最後まで記載する．列数は条件数となる．

手順③　各列ごとに，下へ向かって順番に条件を書きこむ．条件番号が最後まで行き着いたときは，再び 1 から始める．

※ 奇数条件の時は，$n \times 2$ 倍して，偶数条件にしてから手順①〜③を行い，逆順序の表もつけ加える★．

★詳細は，森敏昭ほか：『心理学のためのデータ解析テクニカルブック』，北大路書房，1990 を参照．

	1st	2nd	3rd	4th	5th	6th	…
被検者 a	1	2	n	3	n-1	4	…
被検者 b	2	3	1	4	n	5	…
被検者 c	3	4	2	5	1	6	…
被検者 d	4	5	3	6	2	7	…
被検者 e	5	6	4	7	3	8	…
被検者 f	6	7	5	8	4	9	…
⋮	⋮	⋮	⋮	⋮	⋮	⋮	

1→2 のような同じ順番の組み合わせはない．
また，1 回目に条件 1 を測定する者は 1 人のみ．

例）　条件 A，B，C，D，E，F の 6 条件のとき

	1st	2nd	3rd	4th	5th	6th
山田	A	B	F	C	E	D
田中	B	C	A	D	F	E
鈴木	C	D	B	E	A	F
佐藤	D	E	C	F	B	A
中川	E	F	D	A	C	B
坂井	F	A	E	B	D	C

例題では実際にどの順序で行ったか不明である．検者が同一でありながら，この順序で測定したとすれば，最初に結果がわかってから原因を評価するために情報バイアスが入る可能性は大きい．立位体前屈が大きな値をとる者は，腕を長めに，脚を短めに，股関節屈曲角度を大きめに評価したくなるものである．そして，これは項目数が少ないほど意図的に働きやすい．

そこで，測定順序をまったくバラバラにする循環法という配置法★がある（表 4-3）．この配置法は，測定順序によるバイアス（学習効果とか疲労など）を均等に相殺するデザインとなっている．測定項目（条件）は偶数個の場合に限る配置デザインだが，奇数個の項目のときは 2 倍して偶数にしてから配置し，逆順序の表をつけ加えて作成する．ただし，規模の大きい研究や測定項目が多いときは，手間がかかるゆえに時間的な問題もあって難しいという欠点がある．その際には，ランダムに順番を配置するのが限界であろう．

★森敏昭ほか：『心理学のためのデータ解析テクニカルブック』，北大路書房，1990．

② 情報バイアスに対処しているか

情報バイアスを少なくする最も有効な方法はブラインディングである．しかし，倫理上の問題で不可能なことも多い．対策としては表 4-4 に挙げた方法★や，PROBE 法が提案されている．

★ Hulley SB, Cummings SR, et al.：『医学的研究のデザイン第 3 版』（木原雅子，木原正博訳）．メディカル・サイエンス・インターナショナル，2009．

表 4-4　測定バイアスを少なくする対策

1. 測定方法の標準化
2. 測定者のトレーニングと技能チェック
3. 測定手段の改善
4. 測定手段の自動化
5. 可能なかぎり気づかれない方法で行う
6. 測定機器のキャリブレーション（精度）
7. 可能なかぎりのブラインディング（盲検化）

③　交絡を見つける

　RCT ではほとんど交絡の影響がないといわれる．"ほとんど"と書いたとおり，<u>いかなる研究デザインであっても完全に交絡を除去することはできない</u>．ただし，結果に大きく影響しない交絡については無視できるであろう．

　論文を読むときは，可能なかぎり交絡因子を疑って読むようにする．いままでのバイアスと違って，「これが交絡ですよ」という要点を述べられないのが欠点である．というのも，交絡は論文の目的によって異なるということと，帰納的な探索であるので読み手・書き手の専門知識の量によっても左右されることが主な理由である．

　さしあたって，交絡発見の基本としては，対象者の属性をよく見る方法がある．

１）対象の同質性

　介入群と対照群の背景因子が同等であるかを追求するのが最も基本である．介入する内容以外は，同じ集団であることを確認する．症例群と対照群がある場合は，両群とも疾患をもつ以外はほとんど同じ背景であるのが望ましい．同質性を確認するためには，とくに，

- 性別 <u>g</u>ender
- 年齢 <u>a</u>ge
- 参加の動機づけ <u>m</u>otivation

に違いがないかを考えるのが基本である．これらの頭文字をとって **GAM** とでも略そう．

　群によって，これらの背景因子に違いがあるとして，研究の目的である項目間の関係や差に影響する可能性が大きければ，交絡の問題を疑わなければならない．

　交絡の回避方法として対象の同質性を確保するために，対象を選ぶ時点で

§4.5　論文の「方法」を読む　　67

マッチングを行うことが多い（図 4-5）．<u>記述・観察的研究の場合，マッチングは必ず考慮すべきである</u>．論文中でマッチングを行っていれば一部交絡の影響を考慮していることになる．しかし，すべての交絡を除去できているとはかぎらない．

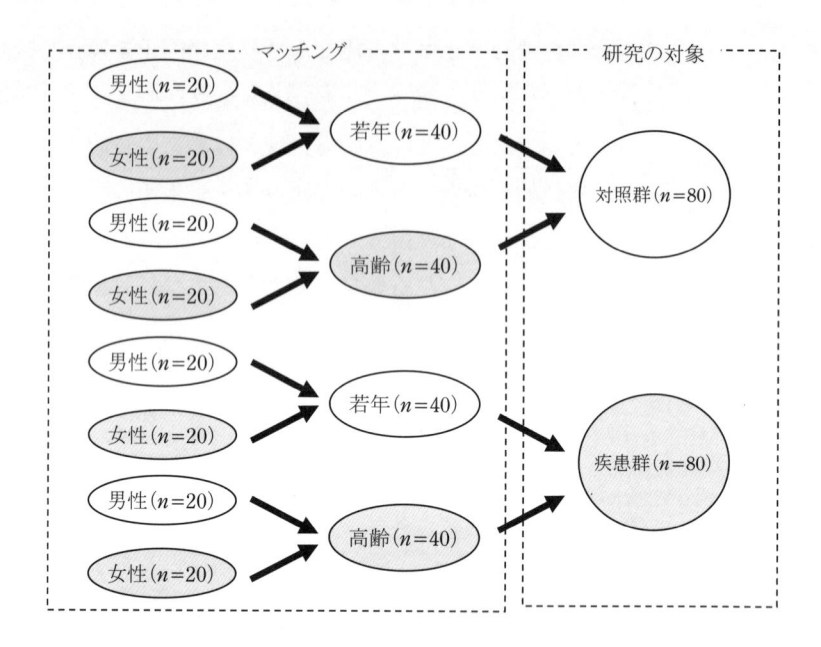

図 4-5　性別と年代（年齢）をマッチングする例

性別と年代（年齢）が交絡因子として想定される場合，これらの人数の割合を同程度にして対照群と疾患群を構成することで，マッチングできる．

2）対象の限定

あらかじめ，条件に沿った対象を集める方法である．ケースシリーズ研究などの，1つの集団を対象とするときに，若年者に限定して抽出したり，女性のみを抽出するなどの方法がある．かなり限定した抽出方法なので，ランダム化とはほど遠い抽出方法となる可能性が高い．

3）統計的解析による対処法

　データを収集した後の解析段階で行う対策法としては，**層化 stratification** による分析（サブグループ分析）がある．データ解析段階のマッチングと思えばよい．年齢による交絡の影響が疑わしいときは，健常群と患者群を 20 歳代の群，30 歳代の群，40 歳代の群……と年代別に分けて比較，検定する．

　交絡因子が多いときは，層化よりも多変量解析による**補正 adjustment** が有効である．公衆衛生学分野に見られる対象数の多い大規模研究では，交絡因子の影響が多岐にわたるケースが多いので，多変量解析による補正が望ましいだろう．

　この他にも，多変量解析を応用した傾向スコア propensity score を活用する方法も考案されている★が，いまのところ研究段階であり，多くは普及していない．

★ Hulley SB, Cummings SR, et al.:『医学的研究のデザイン第 3 版』（木原雅子，木原正博訳）．メディカル・サイエンス・インターナショナル，2009．

- 論文の「方法」を読む際に気をつける点は，情報バイアスと交絡因子の存在である．
- 情報バイアスは，データの測定に対する5W1Hの要約が基本となる．
- 交絡因子はRCTデザインの研究では問題とならない．
- 交絡因子の発見には，比較群どうしが同質か（GAMを確認），マッチングは配慮されているか，がカギとなる．
- 交絡因子の配慮として，データ解析の段階で層化分析（サブグループ分析）や多変量解析が使用されているかを読みとる必要がある．

§4.6　第4章のまとめ

　　本章の目的は，情報バイアスと交絡因子の意味が理解でき，発見できるようになることである．これらのバイアスは誰でも簡単に見つけることはできない．やはり，論文を多く読み，研究を経験してノウハウを養う以外はない．

　　しかし，普段から注意深く読むことを心がけていれば，早く習得できるであろう．PECO とあわせて，バイアスを見つける練習をくり返すことが大切である．

第5章 統計的解析を読むための基礎知識

- データの代表値の使い分けを知る
- データの尺度分類ができるようになる
- 統計的検定の簡単な仕組みと，正規分布，有意水準を知る
- 第Ⅰ種・第Ⅱ種の誤りの意味を理解し，検出力の内容を知る
- 信頼区間の意味，読み方を知る
- パラメトリック検定・ノンパラメトリック検定を使い分ける基準を知る

§5.1 統計的解析を読むまえに

　統計的解析は，学術論文を読むうえで非常に難しい部分である．少数例のケーススタディ論文では，統計的解析が出てこないこともあるが，ほとんどの学術論文では統計的解析を行っている．本書では，

- **統計的解析**：統計的手法を用いて行うデータ解析のこと．

- **統計的検定**：統計的解析に包含される手法で，ある仮説の採否を確率的に判断する手順のこと．

と決めておく．

　論文をあまり読んでない人は，統計的解析の記載について，なにを書いているのかさっぱりわからないであろう．高等学校や大学で統計学を履修して

いる人はいるだろうが，まさかここにきて統計学といわれても，もうとっくに忘れているはずである．

ところが，論文に書いてある統計的解析は，過去に履修した統計学で習った覚えのないものが多いし，実際にそのとおりである．したがって，独学で解決する人がほとんどである．とはいっても，専門書を読んで何が何だかわからない……．いまさら勉強する気にもならないし，研究をするわけでもないので，別に統計学は知らなくても論文は読んでしまえる，という人もいる．

しかし，これを理解していないと論文を批判的に読むことは不可能なのである．かといって，数学としての統計学までは理解を求めない．もっとも，勉強する意欲があるなら習得を推奨するが，最低限の用語の意味と解析のパターンを知るだけで十分なのである．それでも難しいのだが，少しは理解しようとする意識が必要である．これから，基本的な統計的解析に関する内容を解説するので，理解するつもりで読み進めてほしい．

- 統計的解析は論文を読むうえで非常に理解の難しいところであるが，重要なところでもある．少しでも理解しようとする心構えが必要である．

§5.2 投稿規定（統計的解析に関する事項）を読む

とりあえず，よく読む機会の多い雑誌の投稿規定を見てみよう．しかし，投稿規定のなかで統計的な記述事項について触れているものは少ないのが現状である．

ICMJE（いわゆるバンクーバーグループの発展）による『生医学雑誌への投稿のための統一規定：生医学の発表に関する執筆と編集（2007年10月改訂版；翻訳）』★では，「IV.A.6.方法」に盛りこむべき「IV.A.6.c.統計」の節に以下のように記されている．

★海外医学雑誌投稿情報「投稿規定ネット」：
http://www.toukoukitei.net/i4aURMud.html

- 賢明な読者がオリジナルデータを入手し，報告された結果を点検することを可能にするために，十分に詳細に統計学的手法を記述すること．

- 出来る限り実験結果を定量化し，測定誤差または不確実性（たとえば，信頼区間）の適当な指標を付けて提示すること．

- 効果量に関する重要な情報を伝達し損なう恐れがあるため，統計的仮説検定（たとえば，p 値の利用）のみに依拠することは避けること．

- 研究デザイン及び統計手法に関する参考文献については，出来るだけ標準的な文献を挙げるようにして下さい（参照ページを提示して）．

- 使用したコンピュータソフトウェア名を明記して下さい．

    さらに「IV.A.7.結果」の節には，

- 研究結果を，本文，表，及び図版を通じて，論理的順序に沿って提示し，中心的あるいは最も重要な知見は最初に示して下さい．

- 表あるいは図版中のデータ全部を本文中で繰り返してはなりません．重要な観察のみを，強調，もしくは要約すること．

- 付加的あるいは補足的な資料及び技術的詳細は，目を通しやすく，ただし，本文の流れを邪魔しないように，付録に収録することが可能です．あるいはまたその雑誌の電子版のみで発表することも可能です．

- 「結果 Results」のセクションでデータを要約する際，単に派生値（例えば，百分率）だけでなく，派生値が計算される以前の絶対数としての数値結果をも示し，その解析のために使用した統計学的手法を明記すること．

- 表及び図は，その論文の論点を説明し，論点の立証を評価するために必要なものに限ること．

- 項目の多い表に対しては代わりにグラフを用いること．

- データをグラフと表で二重に表現しないこと．

- 統計学における技術的用語の非技術的な使用，たとえば，「random」（無作為化のための手段の一つを意味する），「normal」，「significant」，「correlations」，そして「sample」等の非技術的使用を避けること．

- 科学的に適切である場合は，年齢や性別のような観察因子によるデータ解析を盛り込んで下さい．

とある．

　論文は，その雑誌の編集委員によって投稿規定に従っていると認められているから掲載されているのであって，ICMJE の基準を満たしていなくても問題はない．ただし，これらの事項を記載していると，解読がしやすい点で親切である．

　本章以降でも述べる要点とともに，知識として備えておいてもらうと役立つだろう．

§5.3　データの指標：代表値

　統計解析ではデータの指標となる代表値として，平均と中央値を用いる．平均については第3章でも述べたが，

- 平均：大小さまざまなデータの値を，均（なら）したときの値である．

- 中央値：データを小さい順に並べていって，その真ん中に位置する値（50%の値）を表す．

これらはどんなときに使うのだろうか．

表 5-1 は，とある大学 1 年生の生徒 5 人に対して，性別と，身長・体重を測定し，最近半年間で，1 カ月あたりどれくらい外食をしたかを調査した架空のデータである．表の平均をみてみよう．性別は 0.6，身長は 161.1cm，体重は 55.0kg，1 カ月間で外食する機会は，3.2 回となっている．中央値は，性別が 1，身長は 159.2cm，体重は 53kg，1 カ月で外食する機会は，2 回となっている．平均はデータを均した値だから，たとえば体重が 55kg ということは，この 5 人の集団の体重は 55kg の値を中心にばらついているのだな，と洞察できる．同様に身長は 161.1cm を中心にばらついていると考える．

表 5-1　1 カ月間で外食をする機会と体格のデータ

	性別	身長(cm)	体重(kg)	1 カ月間で外食する機会(回)
佐藤	1	155.6	53	3
工藤	0	175.4	62	2
鈴木	0	159.2	60	10
斉藤	1	153.2	47	0
田中	1	162.2	53	1
平均	0.6	161.1	55.0	3.2
標準偏差	0.5	8.7	6.0	4.0
中央値	1	159.2	53	2

※性別は，0 が男，1 が女

　平均を中心に大小さまざまなデータがあることはわかったが，どれくらいばらついているかという"ばらつき"の程度は不明である．そこで，平均に対するデータのばらつきを表す指標として SD がある．SD の意味についても第 3 章で述べてあるので，計算方法についてはそちらを参照されたい．

　平均や SD によって，調査の対象となった学生の身長はこれくらいで，体重はこれくらいで……，さらにそのばらつきの程度はこれくらいで……，というふうにデータ全体の様相をイメージすることができる．

平均と中央値の使い分け▶　ところで"外食する機会"のデータをよく見てみると，1人だけ外れて10回という大きな値をとる者がいる．平均とSDは平然と求められているが，それにしても平均3.2回とは大きい気がする．3.2回を下回る者がほとんどである．理由は10回という，やたらに大きい外れた値があるためである．こうした外れた値があるときは，平均とSDの情報はあてにならない．

　平均とSDは，

- もともとデータを柱状のグラフに表したときに，山のような左右対称の形—これを**正規分布 normal distribution**（図5-1(a)）という—となる場合を想定して利用される．

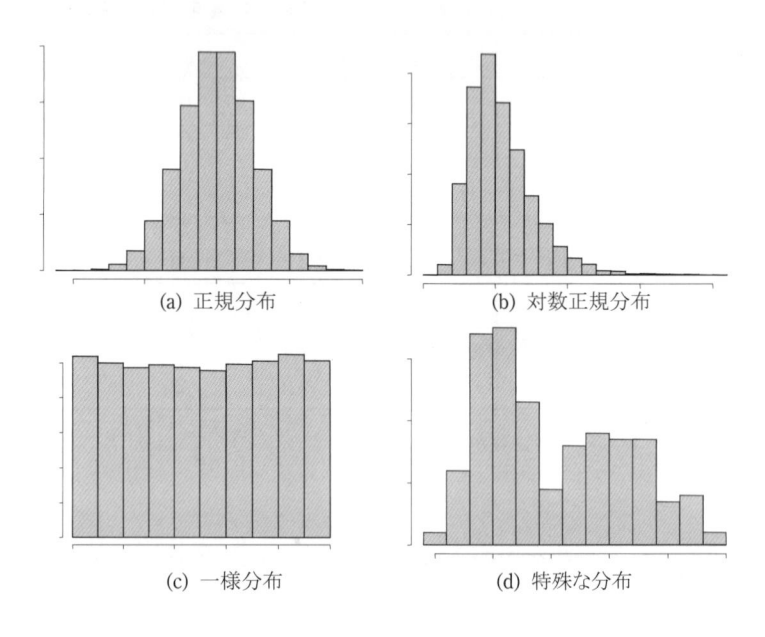

図5-1　さまざまなデータの分布

(a) 正規分布　(b) 対数正規分布　(c) 一様分布　(d) 特殊な分布

- データが山のような左右対称の形を呈する正規分布でないときは，中央値を使ったほうがよい．そのときはばらつきを表す指標として，四分位数を用いる．

> 四分位数とは，データを小さい順に並べたときに全体の 25％に位置する値と 75％に位置する値のことである．それぞれを**第 1 四分位数**（25 パーセンタイル値），**第 3 四分位数**（75 パーセンタイル値）と呼ぶ．
> 通常は，75 パーセンタイル値−25 パーセンタイル値の範囲—**四分位範囲 inter quartile range（IQR）**—で表すことが多い．

正規分布とは▶

正規分布とは何なのか？　統計学の本を見ると，えらく難しい関数式が羅列されているけど？　という疑問をもつ人が多いが，実用的には，

CHECK !
★ヒストグラムと棒グラフは異なるものである．ヒストグラムの書き方には基準がある．

● **正規分布**：ヒストグラム（図 5-1(a)のようなグラフ）★で表したときに，およそ中心が盛り上がって（データが多く），左右均等に下がっていく（データが少なくなっていく）形を呈するもの．

とだけ知っておけば十分である．

ここで，1つの矛盾が起こる．もし，**表 5-1** の「身長や体重をヒストグラムで表しても，図 5-1(a)の正規分布のような形になるわけがない」という矛盾である．実際に，身長のヒストグラムを描くと**図** 5-2 のようになる．たしかに図 5-1 には似ても似つかない．

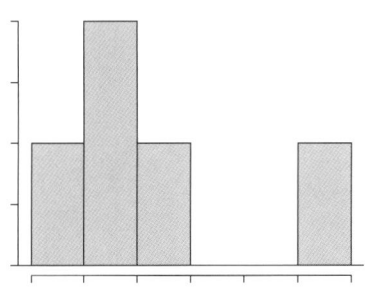

図 5-2　身長（表 5-1）のヒストグラム

説明が不足していたが，**図 5-1** は，たくさんのデータがあったとき（母集団）のイメージである．したがって，たかだか 5 人のデータ（標本）をグラフにしても図 5-1 のようにはならないことが多い．

§5.3　データの指標：代表値　77

母集団と標本（第3章）のことを思い出してほしい．統計的解析とは，いま目の前にあるデータ，つまり標本の平均や SD から，測ることができない多くのデータ集団，つまり母集団の平均を推定する手法なのである．

平均と SD が
使える場合▶

- データが少ないとヒストグラム（図 5-2）で表しても正規分布しているかどうかを判断できない．

- そこで，データの母集団が正規分布するかどうかを，統計的検定により推定する（図 5-3）．

- データの母集団が正規分布すると推定できたときに，平均と SD が使えるということになる．

平均と SD が使える，すなわちデータの母集団は正規分布であると推定するための，統計的手法の基礎については，後述する〔→ §5.8〕．

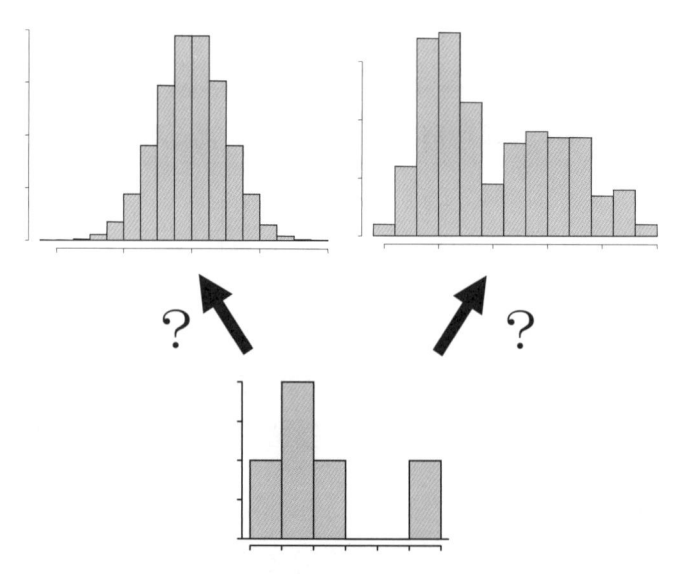

図 5-3　手持ちのデータ（標本）から
　　　　母集団がどういう分布に従うのかを推定する

- 代表値を扱ううえで判断のカギとなるのは，正規分布である．
- 正規分布に従うデータであれば，指標として平均とSDが使える．
- 正規分布に従わないデータであれば，指標として中央値と四分位数を使う．

§5.4 データの尺度

　統計解析を読む，使うときの基本的な知識として，データの尺度 scale がある．データの尺度には**名義尺度 nominal scale**，**順序尺度 ordinal scale**，**間隔尺度 interval scale**，**比率尺度 ratio scale**（比例尺度，比尺度ともいう）の4つがある．

- 名義尺度
  - 属性により分類されたデータである．
  - たとえば｛男，女｝，｛経験あり，経験なし｝，｛治療A，治療B，治療C｝などのデータである．
  - 各グループの区分は**カテゴリー category** と呼ばれる．例では「経験あり」や「治療A」といったデータごとのラベルがカテゴリーである．
  - 名義尺度のデータでは，カテゴリー間の四則計算（加減乗除）は意味がない．逆に考えると，加減乗除しても意味をなさないデータは名義尺度である．

- 順序尺度
  - 各対象にわり当てられた数値が測定値間の大小関係のみを表す場合のデータである．
  - たとえば，｛非常に好き＝1, やや好き＝2, どちらともいえない＝3, や

§5.4 データの尺度　79

や嫌い＝4，非常に嫌い＝5｝といったカテゴリーによって回答されたデータは，各数値の順位のみ意味をもつ順序尺度である．
- a＞b＞c などのような大小の順序関係が保証されれば，a＝3，b＝2，c＝1 でも，a＝20，b＝10，c＝1 でもよい．
- 5−4＝1 と 4−3＝1 が同じ 1 であっても，差の大きさが等しいわけではない．
- カテゴリー間の順序関係しかもたないため，名義尺度と同様，四則計算を施すことはできない．

● 間隔尺度
- 客観的な量として表せるデータである．
- データ値の差の大きさについても明確に表せる．
- たとえば，10°C，20°C などの温度や，年齢などが挙げられる．この尺度では加減（足す・引く）の演算が可能である．

● 比率尺度
- 客観的な量として表せるデータである．
- データ値の差の大きさについても明確に表せる．
- 間隔尺度と異なるのは，データの原点（0）が一義的に定まっている点である．
- たとえば，ものの長さ（cm），重さ（kg），時間（分）などである．
- 比率尺度のデータは四則計算が可能である．

データの尺度についての分類は，深くつき進めていくと，その違いは難しくなる．実際には

● 名義尺度
● 順序尺度
● 間隔尺度と比率尺度

の3つの分類ができれば十分である．

> - データの尺度は名義尺度，順序尺度，間隔尺度，比率尺度の4つに分類される．
> - 実際には名義尺度，順序尺度，間隔・比率尺度の3つに分類できればよい．

§5.5 統計的検定の原理

ここで，**統計的検定 statistical test** の解説をしよう．統計的検定は，**統計的仮説検定 statistical test of hypothesis** とも呼ばれる．

統計的検定では面倒な説明になるが，

統計的検定とは▶

① ある条件をつけた仮説（**帰無仮説 null hypothesis**）の成り立つ状況を想定．

② 自分のデータの状況が，帰無仮説に合致するか調べる（検定）．

③ 合致する確率（検定で求まる**確率 probability;** p [**有意確率**]）が小さいとき，帰無仮説を棄却する．

④ 帰無仮説の反対の仮説である**対立仮説 alternative hypothesis** を採択．

という手順がとられる．

これだけだとまったく意味がわからないので，例を挙げる．まず，

統計的検定の実際例▶

① A群と，B群の平均どうしに差はない（帰無仮説），と仮定する．

② 計算によってA群B群の平均差が帰無仮説に合致するか調べる（差の検定）．

③ 検定で求まる確率 p が $p<0.05$ のように小さいとき，帰無仮説を棄却する．

④ 対立仮説：A 群と B 群の平均どうしに差がある，を採択する．

という手順である．

　この手順を，もう少し具体的に書く．

1　A 群の平均と B 群の平均に差はない（帰無仮説）とは？

　A 群の平均と B 群の平均に差はないのだから，同一のデータである．正しくいえば，同一の母集団から抽出された 2 群という意味である（図 5-4）．つまり，1 つの母集団から 2 回に分けてデータをとった，ということである．

　A 群と B 群が同じ母集団からとられたデータであれば，A 群と B 群は，

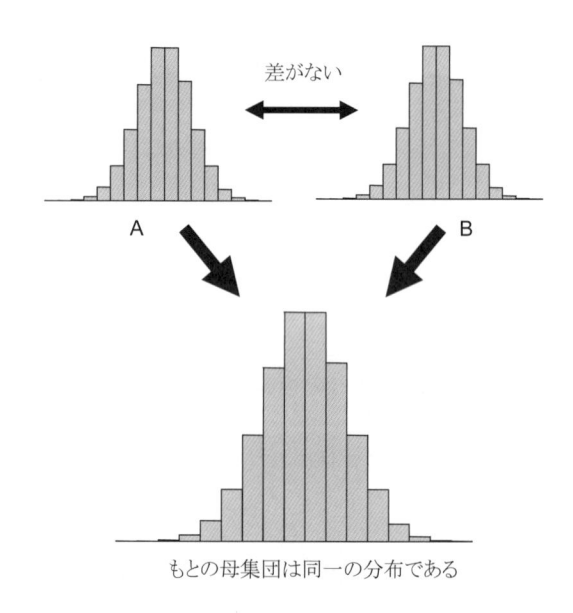

図 5-4　A と B に差はないと仮定した場合

ほぼ同じ平均を示す可能性は高い．もちろん，同じ母集団であっても，データは多少ばらつくから，平均の差が大きくなるということもある．しかし，可能性としては少ない．

ここで実験的に，1つの母集団から2群のデータをとって平均の差を求めて……という架空の作業をくり返すことを考えよう（図 5-5）．まず，正規分布に従う1つの母集団を想定する（図 5-5①）．この母集団から，たとえば A と B という2群のデータを抽出する，つまり2つの標本 A, B を抽出する（図 5-5②）．図 5-5②では，A と B の抽出を2回行っているが，実際は数多くくり返して A と B を抽出する．抽出後，A と B の平均を求めて，差を計算する（図 5-5③）．その数多くの差の値をヒストグラムにすると，平均 0 の正規分布になる（図 5-5④）．

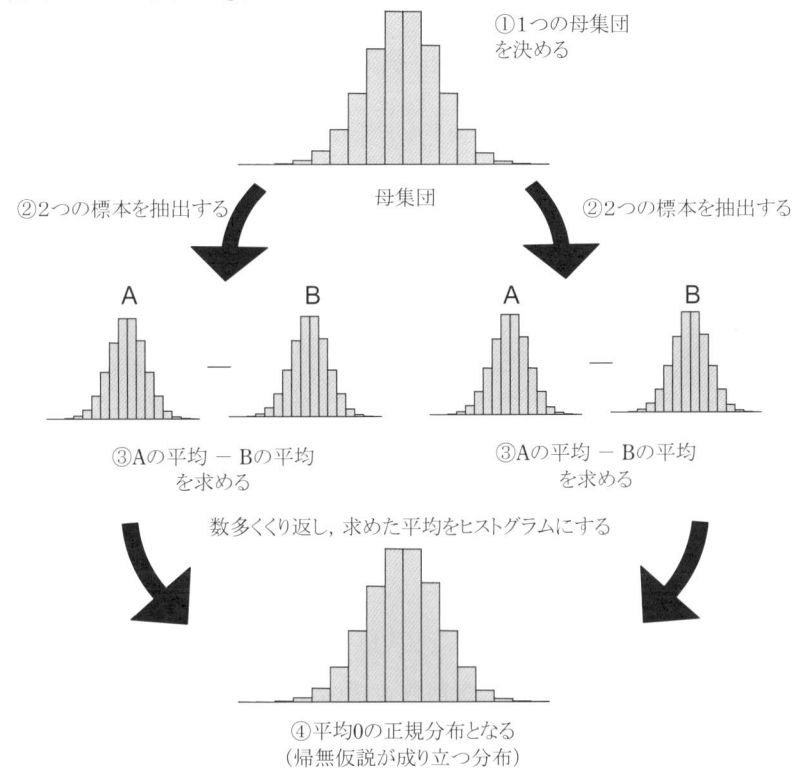

図 5-5　母集団から 2 つの標本 (A, B) を抽出し，平均の差を求めるという実験例

§5.5　統計的検定の原理　83

こうして求めた平均の差の分布は，"A群とB群が同じ母集団であると仮定したときの平均の差の分布"である．これは，A群の平均とB群の平均に差がない状況で成り立つ（帰無仮説が成り立つ分布）．

② 帰無仮説と合致するか調べる（対立仮説の採択）

実際のA群とB群の平均差の分布が，図5-5④の"差がない分布"と異なるときに，差がないと考えるのはおかしい＝差がある，と判断する．つまり，対立仮説（差がある）の成り立つ可能性が高いと判断する．通常，<u>この作業はパソコン用の統計ソフトウェア（以下，統計ソフト）が計算してくれる</u>．

③ 合致する確率（検定で求まる確率p）とは？

図5-5④の"差がない分布"と異なる判定として，統計学では確率（p）を使う．そのしくみは，

① A群とB群の平均差がないと仮定して求めた，平均差0の正規分布（図5-5④）の柱状の面積全体を100％（$p=1$）にする．

② 実際のデータであるA群とB群の平均差を求める．

③ 実際のA群とB群の平均差が，平均差0の正規分布（図5-5④）の95％（$p=0.95$）範囲を超えている場合，つまり上側（下側）5％の領域に該当した場合に，平均差0の正規分布（差がないと仮定したときの平均の分布）に見合わない＝差がある，と決める★（図5-6）．

> 上記の5％という数値は**有意水準 significance level** と呼ばれる．5％未満の範囲を**棄却域 critical region** という．
> 有意水準は統計学で習慣的に決められた基準値である．

CHECK !
★厳密にいえば，この説明は間違っている．実際は，検定統計量t値，F値，χ^2値を求めて，標本分布を利用する．イメージとして，理解を平易にするためにこのように説明した．詳細は，統計学の専門書籍を参考にされたい．

④ 実際のA群とB群の平均差が，5%未満の小さな値をとったときは，差がない可能性は5%未満という小さな確率なので，差があると考えるほうが無難であろう，と判定する（図5-6）．
  - 有意水準では5%の他に，さらに厳しい1%という値がある．
  - たとえば，統計ソフトによって統計的検定を行い，有意確率〔→p.81の確率のこと〕が2%と求められたときは「5%未満で有意な差があった」とか，「$p<0.05$で有意な差があった」と判定する．
  - 仮に有意確率が0.2%と求められたなら5%未満でもよいのだが，どちらかというと「1%未満で有意な差があった」とか，「$p<0.01$で有意な差があった」と判定する．
  - 逆に$p≧0.05$のときは，「差があるとはいえない」ことになる．

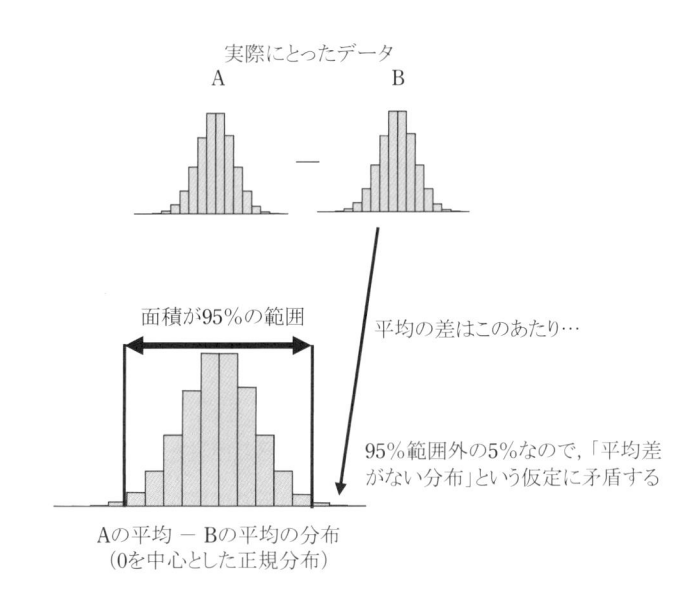

図5-6 AとBの平均に差がある場合

§5.5 統計的検定の原理

ここで重要なことを述べる．理屈はともかく，

注意！
「差がない」
ではない▶

⑤ $p \geqq 0.05$ のときは「差がない」ではなく，「有意な差があるとはいえない」と判断（表現）する．

> 統計的検定では，「差がない（=0）」，「相関がない（=0）」，「回帰直線の傾きは 0 である」などの「ない（=0）」という意味をもつ帰無仮説を，完全に受け入れることができないしくみになっている．

という点に留意しておいてほしい．

今まで述べた，2 つの集団が同じ母集団であると仮定したときの平均 0 の差の分布や矛盾する確率などの数値は，IBM SPSS（旧：SPSS，または PASW），SAS，R といった統計ソフトによって簡単に求められるので，深く考えなくてもよい．

実際は計算過程を効率的にするために，**t 分布 t distribution** とか **F 分布 F distribution** などといった**標本分布 sampling distribution** というものを利用する．ゆえに統計ソフトの計算結果をみると，t とか F とかの記号が頻出する．

通常，こうした計算の理屈や過程の詳細については，特別覚えておく必要はない．イメージとして記憶にとどめる程度でよい．

ここでは平均差の検定について解説したが，その他の検定においても，同様の理屈で計算を行っている，と考えればよい．

- 統計的検定では，まず帰無仮説をたてて，それと矛盾した場合に対立仮説を採択するという方法で検定する．
- 矛盾の判断には，有意水準を参考とする．
- 有意水準はおもに 5%（$p=0.05$），と 1%（$p=0.01$）が用いられる．

Column　有意水準と有意確率

　　　有意水準とは第Ⅰ種の誤り（α）のことである．真に差がないときに差があると間違って判定する確率である．しつこいようだが統計的検定はあくまで推定なので，100%差があるとか100%差がないといえない（0%も同様）．ということで，ある程度の妥協点を決めておかなければならない．統計学的には，5%や1%と決められている．有意水準未満の確率すべてを棄却域という．したがって，有意水準は $p=0.05$，$p=0.01$ などのように表され，棄却域は $p<0.05$，$p<0.01$ のように表される．

　　　有意確率とは統計的検定によって求められた，帰無仮説の実現確率である．単に確率値とも呼ぶ．簡単にいえば，統計ソフトで出力される p，両側確率，上側確率，片側確率などの値である．

　　　有意確率が有意水準未満のときに，検定の結果は有意（対立仮説を採択）となる．

§5.6　第Ⅰ種の誤りと第Ⅱ種の誤り

　　　統計的検定には，**第Ⅰ種の誤り type I error**（第Ⅰ種の過誤，タイプⅠのエラー，アルファ過誤などともいう）と**第Ⅱ種の誤り type II error**（第Ⅱ種の過誤，タイプⅡのエラー，ベータ過誤などともいう）がある．要は検定結果の判定の間違いである．

　　　以降は，差の検定をたとえにして説明する．統計的検定は母集団の推定である．差の検定では，真実は差があるかどうかわからないから，確率的に差があるか？　ないか？　を推定する．普通は100%確実に差があるかないかはわからない．したがって，

① 　第Ⅰ種の誤り：真（本当）は差がないのに，差があると判定する誤り
　　➤ 統計的検定の結果が $p<0.05$ であったので「差がある」と判定したが，真は差がなかったという判定の誤り．

② 第Ⅱ種の誤り：真（本当）は差があるのに，差がないと判定する誤り
　▶ 統計的検定の結果が $p \geqq 0.05$ であったので「差があるとはいえない」と判定したが，真は差があったという判定の誤り．

が存在する．逆に，

- $1-\alpha$："差がない"のを"差がない"と正しく判定する確率
- $1-\beta$（検出力★ power）："差がある"のを正しく"差がある"と判定する確率

★検定力ともいう．

と表す．これらの関係を**表 5-2** に示す．

　第Ⅰ種の誤りと第Ⅱ種の誤りの解釈は，非常に面倒である．ということで，無理に理解する必要はないと思うが，<u>1つだけ知っておいてほしいのは検出力（$1-\beta$）</u>である．

表 5-2 仮説の判定と誤り

	統計的検定による判定	
	差がない 帰無仮説	差がある 対立仮説
差がない	正 $1-\alpha$	第Ⅰ種の誤り α（＝有意水準）
差がある	第Ⅱ種の誤り β	正 $1-\beta$（＝検出力）

　検出力は，たとえばデータの母集団の平均に真に差があるときに，検定でも差があると正しく判定する確率である．ということは**表 5-2** を参照して，

- $1-\alpha$ と検出力（$1-\beta$）が大きいほど，検定の判定精度が上がる．
  ▶ いい換えれば，α が小さく検出力が大きいほど，検定の判定精度は高い．

と考えることができる．α は有意水準 p であり，統計ソフトで出力される．出力結果を見て $p<0.05$ よりも $p<0.01$ で判定されていれば，第Ⅰ種の誤り

は小さいことになる★.

　その反対の検出力については……，出力される統計ソフトが非常に少ない．ということから，通常は検出力まで考えることは少ない．ほとんどが，第Ⅰ種の誤りだけを気にしている．

　こうした考えに対して，最近は検出力も考慮するようになってきている．この点については，後ほど〔→第6章〕具体的に説明する．

> **CHECK !**
> ★第6章で述べるが，第Ⅰ種の誤り（α）が小さくても差の程度が小さいわけではない．

- 統計的検定には，第Ⅰ種の誤りと第Ⅱ種の誤りがある．
- 第Ⅰ種の誤りは，差がないのに差があると判定する誤り（確率はα）．
- 第Ⅱ種の誤りは，差があるのに差がないと判定する誤り（確率はβ）．
- 差があるときに正しく差があると判定する検出力の意味を知っておく．

§5.7　信頼区間

標本平均と母平均▶

　データ（標本）から得た平均（標本平均）は，母集団の平均（母平均）に近い値をとる確率が高い．それゆえに標本の平均を求めて，母集団の平均を推定する．しかし，誰が考えてもわかることだが，標本平均の値と母平均の値が完全一致するというのは多くはない．そこで，母平均の値を推定する指標として，**信頼区間** confidence interval という考えがある．

　表 5-1 の例で，身長の平均は 161.1cm であった．とある大学1年生5人分の身長を使って，

- 日本全国の大学1年生（母集団）の平均身長は 161.1cm

だといいきるのは，ばかげているだろう．たしかに近い値をとるとは思うが，ピタリ 161.1cm になるとはかぎらない．もちろん，偶然にピタリ一致する可能性もあるだろうが．

そこで「母平均の値は〇〇だ」といいきるのではなく，

- 母平均は 95％の確率で，〇〇〜〇〇の間にあるだろう

という推定をするほうが自然である★．身長の例だと，「161.1cm だ」といいきるのではなく，

- 日本全国の大学 1 年生の平均身長は，95％の確率で 150.3cm〜171.9cm の間にあるだろう

と推定する．これを，**95％信頼区間**という．

　いまとったデータの平均は，161.1cm である．日本全国大学 1 年生（母集団）の身長は 161.1cm ぐらいの可能性は高い．もっと具体的に，日本全国大学 1 年生（母集団）の身長は 95％の可能性で 150.3cm〜171.9cm の間のどこかだろう，と推定する．

　さらに，

- 日本全国の大学 1 年生の平均身長は，99％の確率で 143.2cm〜179.0cm の間にあるだろう

と，99％の幅で推定することがある．これを，**99％信頼区間**という．

　95％信頼区間よりも，99％信頼区間のほうが値の幅は広い．これは，とり得る多くの値の可能性をカバーするためである．95％と 99％というのは，有意水準 $\alpha = 0.05$ と 0.01 に対する $1 - \alpha$ の値である．

　ここでは平均の信頼区間を例に挙げて説明したが，平均にかぎらず，平均の差，分散，比率，これから述べる相関係数，回帰係数，オッズ比など，さまざまな統計値の信頼区間が計算できる．もちろん，手計算をしなくても統計ソフトが計算してくれるケースがほとんどである．これも計算法ではなく，信頼区間の意味を知っておけば十分である．

CHECK !
★理論からいえば，この説明は間違っている．母平均は確率的に変動するわけではなく，標本のほうが変動するのである．したがって，信頼区間を求める計算を無限回くり返して求めれば，その 95％は母平均を含む範囲が求まるということになる．ただし，本文のように説明すればイメージしやすい．

- 標本から計算する平均は，母平均を推定するための有効な値である．
- 信頼区間とは，95%や99%の確率で，その範囲内に母平均が存在することを意味する．
- 信頼区間は，標本平均と比べて，より確実性の高い，実際的な情報を提供する．

§5.8 パラメトリック検定とノンパラメトリック検定

統計的検定は**パラメトリック検定 parametric test**（パラメトリックな手法，パラメトリック法ともいう）と**ノンパラメトリック検定 non-parametric test**（ノンパラメトリックな手法，ノンパラメトリック法，分布によらない検定 distribution free test ともいう）に大別される．正規分布は，これらの検定を使い分けるカギとなる．

① パラメトリック検定

パラメトリック検定は，パラメータ（特性値）による検定である．特性値とは平均と分散のことである．つまり，正規分布に従うデータを対象にした統計的検定はパラメトリック検定と呼ばれる．

② ノンパラメトリック検定

ノンパラメトリック検定は，母集団分布がわからないデータまたはパラメータが決められない母集団からのデータに対して用いられる．簡単にいえば正規分布に従わないデータに対する検定は，ノンパラメトリック検定が適用される．しかし，ノンパラメトリック検定は，母集団が正規分布に従うデータに対しても適用可能である．したがって，正規分布に従うデータに対して

ノンパラメトリック検定を適用させても間違いではない．

ただし，そのときは第II種の誤り（たとえば，差があるのにないと判定してしまう）が大きくなりやすいなどの，いくつかの障害が生じる．

③　パラメトリック検定とノンパラメトリック検定の使い分け

パラメトリック検定，ノンパラメトリック検定の使い分けは，

- データの尺度
- データが正規分布に従うか，否か

の2点で判断する（表5-3）．

表5-3　パラメトリック検定とノンパラメトリック検定の使い分け

	正規分布 する	正規分布 しない
名義尺度 順序尺度	分布不明：ノンパラメトリック検定	
比・間隔尺度	パラメトリック検定 平均値やSDを使う	中央値や四分位数を使う

正規分布の確認には，以前は尖度 skewness や歪度 kurtosis を用いる方法や，ヒストグラムを観察する方法があったが，なかなか難しい．そこで，データが正規分布するか否かを検定する**正規性の検定**が妥当である．

正規性の検定はさまざまあるが，最も使われる手法として**シャピロ・ウイルク検定 Shapiro-Wilk test** がある．コルモゴロフ・スミルノフ Kolmogorov-Smirnov の正規性の検定というものもあるが，例数が多くなければならない．例数にかかわらず使えるシャピロ・ウイルク検定のほうが適切であり，とくにこだわりがないかぎりは，シャピロ・ウイルク検定を用いる★．

★対馬栄輝：
『SPSSで学ぶ医療系データ解析』．東京図書，2007．

- 平均の使えるデータにはパラメトリック検定を適用．
- 平均が使えないデータにはノンパラメトリック検定を適用．
- 平均が使えるか使えないかは正規性の検定が有効．
- 正規性の検定として，シャピロ・ウイルク検定が便利である．

§5.9　第5章のまとめ

　本章の内容は，論文を読むための基礎知識として，最低限備えておいてほしいところを説明した．また，論文を書くうえでも基礎となる知識を解説したつもりである．全般に数理的な内容を省略しており，またところどころで説明を平易にするために正しい理論とは異なった解説もしている．実践上は，ほとんど問題ないが，意欲があるなら専門的な書籍を読んでいただくことを推奨する．

第6章 統計的解析を読む 差の検定編

・差の検定のタイプを判読できる
・差の検定の記載を判読できる

§6.1 差の検定とは

CHECK !
★中央値の差の検定とは不適切な表現で，正しくは分布の差の検定である．しかし，理解を簡単にするためにあえて中央値の差の検定と記載した．実際の検定を行ううえでの問題はない．

2標本の差▶

　本章でいう差の検定とは，平均の差の検定か，中央値の差の検定★のことである．これらは，医学関係の論文では頻繁に見られる検定手法である．
　平均の差の検定と中央値の差の検定に関しては，どのようなものがあるか表6-1に列記した．本章では，対応のある差（2変数）と2標本の差の検定について解説する．
　表6-1に記載している2標本とか3標本というのは，いいかえれば2群とか3群という意味になる．2標本の差というときは，たとえば男性群と女性群に関する何らかのデータの平均や中央値の差，健常群と疾患群の何らかのデータの平均または中央値の差のことになる．

表 6-1 差の検定の一覧

	平均の差 （パラメトリック検定）	中央値の差 （ノンパラメトリック検定）
対応のある差 （2 変数）	対応のある t 検定	ウイルコクソン Wilcoxon の検定
2 標本の差	2 標本 t 検定 （ウェルチ Welch の検定）	マン・ホイットニー Mann-Whitney の検定
対応のある差 （3 変数以上）	反復測定による分散分析 多重比較法	フリードマン Friedman 検定 多重比較法
3 標本以上の差	1 元配置分散分析 多重比較法 2 元配置分散分析	クラスカル・ワリス Kruskal-Wallis 検定 多重比較法 （対応する検定はない）

対応のある標本▶　対応のある標本とは，1つの群に対して，条件や時間を変えて2回以上くり返してとったデータのことである．たとえば，健常者 50 人という1つの群に対して，運動前の血圧を測り，その後にある運動をさせて運動後にもう一度血圧を測るとしよう．運動前の血圧と運動後の血圧のデータに対応がある，という．これらの差を対応のある差（2 変数）という．仮に，運動前，運動後 5 分，運動後 10 分という3つの条件で対応させて差を知りたいときは，対応のある3変数の差となる．

　各検定の用語は，初めて見る人にとっては訳のわからない単語であろう．各検定の意味については，本書で詳しく解説しないので，統計学に関する文献や統計的手法を解説した初学者向けの書籍★などを参考にされたい．

★石村貞夫：『すぐわかる統計解析』．東京図書，1993．

★対馬栄輝：『SPSS で学ぶ医療系データ解析』．東京図書，2007．

- 差の検定の名称を確認する．検定の名称は暗記する必要はない．表 6-1 のような，どのようなときにどのような検定手法があるかを書いたリストを用意しておく．

§6.1　差の検定とは　　95

§6.2 差の検定を読む

　差の検定にかぎらず，統計的解析に関する内容では，**表6-2**の項目を確認する．統計手法によっては，すべてを確認することは不可能であるが，基本的なチェックポイントである．

表6-2　統計的解析のチェックポイント

1) 解析の目的
   何のために解析しているか

2) 検定手法
   検定手法は適切に選ばれているか

3) 記述統計，情報記載
   データ，統計解析結果の情報量は十分か

4) グラフ，表
   必要な図や表の提示

5) 欠損値，脱落例，外れ値の扱い
   欠損値，脱落例，外れ値についての扱いは妥当か

6) 信頼区間の提示
   信頼区間は提示されているか．ノンパラメトリック検定のときは求められない

7) β（第Ⅱ種の誤り），検出力の問題
   検出力が考慮されているか（滅多に書かれていない．必須条件ではない）

8) サンプルサイズ
   標本の大きさは計画されているか

9) 効果量
   エフェクトサイズは計算されているか．もしくは，必要な情報が提示されているか

10) 交絡
    結果に影響する交絡の検討は必要か（記載がなければ，考慮していない）

11) 統計ソフト
    使用した統計ソフト名，バージョンの記載

　t検定に代表される2つの標本や対応のある標本の差を検定する手法は，非常にシンプルであり，その読解も面倒ではない．

まずは，ここで例文（枠囲み「方法」の例）を挙げる．通常は，「方法」の後半部分に，統計的解析に関する記載がある．大部分は，「○○と××の差について△△検定を行った」などの記載である．

"差"という単語と"検定"という単語が連なっているなら，検定の名前がわからなくても「おそらく差の検定を行ったのではないか？」と考えることができる．

方　法

……　統計解析は，まず，立位体前屈，上肢長，下肢長，左右の膝関節伸展位における股関節屈曲角度について，男女差について差の検定を適用した．次に，立位体前屈とその他の変数で関連度をみるために，相関係数を求めた．そして，立位体前屈に影響する変数を決定する目的で，重回帰分析を適用した．

　これらの検定に先立って，データが正規分布に従うかをシャピロ・ウイルク検定で確認した．すべての検定における有意水準は $p=0.05$ とした．すべての統計解析のために，SPSS12.0J（SPSS Japan）を用いた．

---

① 解析の目的

何を知るために差の検定を行っているか，を押さえる．この読みとりは比較的簡単である．例文では，「立位体前屈，上肢長，下肢長，左右の膝関節伸展位における股関節屈曲角度について，男女差について差の検定を適用した」とある．

しかし，枠囲み「方法」の例には，何のために男女差を検定する必要があるかの目的は明記されていない．この目的は，論文の導入にある「はじめに」，「緒言」などの項に書かれているはずである．

- 執筆者は，何を知ろうとしているか．
- 知ろうとすることと，検定目的が一致するか．

② 検定手法

　具体的な検定手法の記載は必要である．少なくとも，**表 6-1** に掲載したような手法名が書かれているか，間違いはないかを確認する．検定手法の選択には，ある程度決まったルールがある．**図 6-1** から**図 6-2** まで手法選択のフローチャートを参照する．

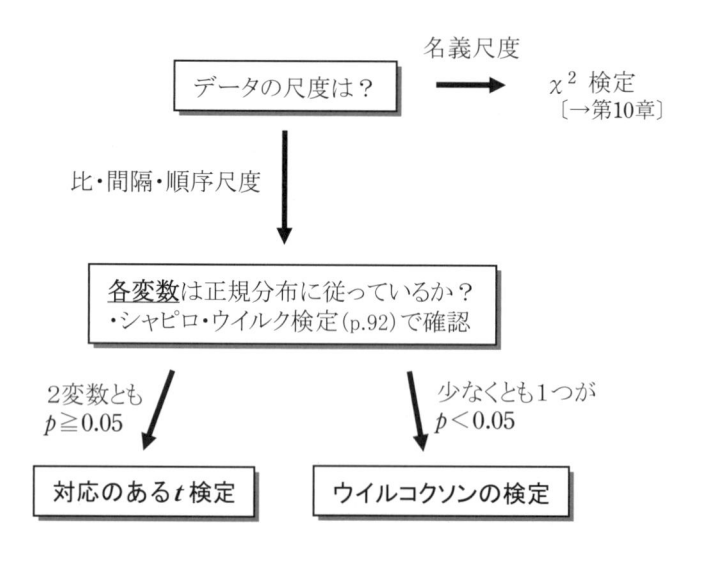

```
                        名義尺度
        データの尺度は？ ─────→  χ² 検定
                              〔→第10章〕
              │
              │ 比・間隔・順序尺度
              ▼
    各変数は正規分布に従っているか？
    ・シャピロ・ウイルク検定(p.92)で確認

     2変数とも           少なくとも1つが
     p≧0.05              p＜0.05
        │                   │
        ▼                   ▼
  対応のあるt検定        ウイルコクソンの検定
```

図 6-1　対応のある差の検定の選択手順（2 変数）

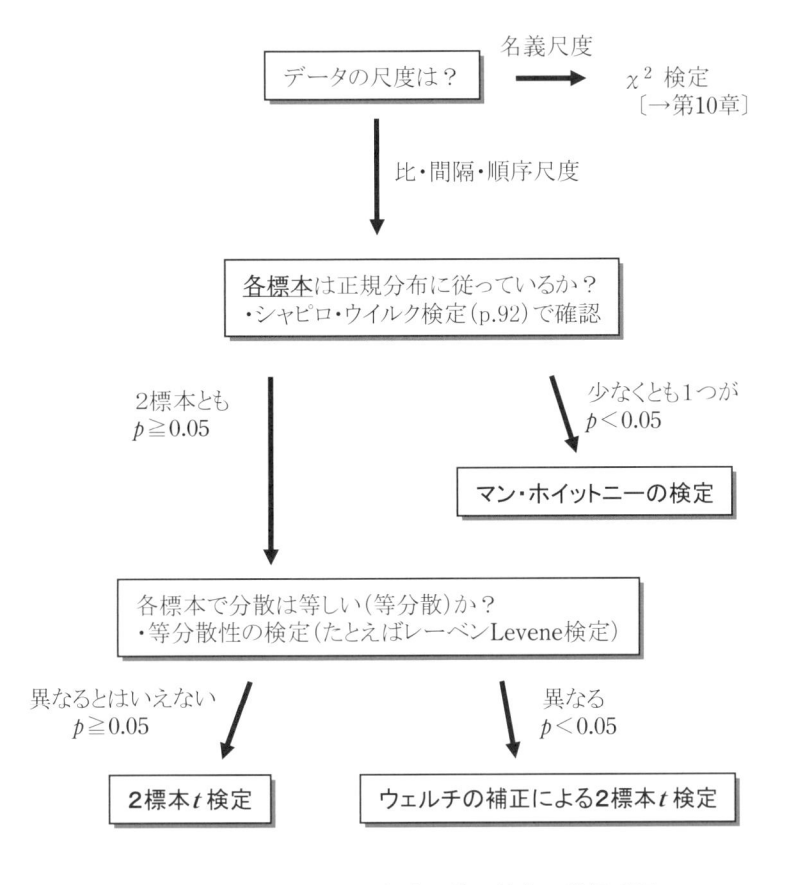

図 6-2　2標本の差の検定の選択手順

1）パラメトリック検定とノンパラメトリック検定の判断

　もっとも初歩的な問題として，パラメトリック検定（平均の差の検定）とノンパラメトリック検定（中央値の差の検定）の選択〔→第5章〕を誤っていないか，がある．よくある間違った適用の例は，

　間違い：データが正規分布に従うか否かを確認せずにパラメトリック検定を適用．
　間違い：データの例数が少ないからと，ノンパラメトリック検定を適用．

§6.2　差の検定を読む　　99

がある．これらの間違いは多いように思われる．

　パラメトリック検定とノンパラメトリック検定の正しい適用基準は唯一，

● 正規分布に従うデータに対して，パラメトリック検定を適用させる．

である．何よりも，正規分布に従うデータであるかで決まる．少なくとも論文中に，

● データが正規分布に従うかをシャピロ・ウイルク検定により確認．
● データが正規分布に従うかを上記以外の検定により確認．
● ヒストグラムを観察して，データが正規分布に従うかを判断．

したような記述がなければならない．

　この中で最も客観的な判断方法は，シャピロ・ウイルク検定による判定である．

　論文中に"正規性の検定"と記載されているときは，何の検定を用いたかわからないので，何の検定を用いたかを明記しているか確認する．

　ヒストグラムの観察だけでは主観的判断となるため，その信頼度はかなり低い．最近では簡単にシャピロ・ウイルク検定のできる統計ソフトがあるので，それを利用するのが一般的だろう．

　例文では，シャピロ・ウイルク検定により確認したことが明記してあるので，妥当な手続きであろう．

2）標本の数

　対応のある差か，2標本か，3標本以上か，を見分ける．対応のある差の検定と2標本の差の検定についての適用の間違いは，ほとんど見られない．

　よく見られるのは，3標本以上の差の検定に対して**分散分析 analysis of variance （ANOVA）や多重比較法**（Tukey法，Dunnett法，Bonferroni法など）を適用しなければならない〔→第7章〕はずなのに，2標本の差の検定（t検定）を適用する間違いである★．

★【参考】
対馬栄輝：
『SPSSで学ぶ医療系データ解析』．
東京図書，2007．

例文では，男女差，つまり男性群と女性群の差なので2標本の差の検定になる．どの群とどの群を比較するかは「方法」に記載されていなくても，次の「結果」に記載されていることもある．

> ◆　検定は図 6-1，図 6-2 に従って選択されているか？

③　記述統計値，情報

記述統計値（平均・標準偏差・中央値など）や検定結果の情報は，「結果」に記載されている．例文の「結果」を挙げておく．

> **結　果**
>
> 　男性（$n=13$）の立位体前屈は 7.0±1.8cm，女性（$n=23$）の立位体前屈は 6.5±2.2cm であった．
> 　シャピロ・ウイルク検定により，立位体前屈は男女とも正規分布に従わないとはいえないことが確認できたので，2 標本 t 検定を適用した結果，$p=0.880$ で有意な差は認められなかった．

差の検定の場合に提示すべき情報量としては，最低限，

必要な情報 ▶
- 各変数の標本の平均
- 各変数の標本の標準偏差（SD）
- 各変数の標本の大きさ（n）
- 検定する値の 95%信頼区間または 99%信頼区間
  （ノンパラメトリック検定のときは求められない）
- 有意確率（p）

が必要である．

> 各変数の標本の平均や標準偏差は，有意な差があったとき・なかったときに関わらず，各データの特性を知ることができる．
> 各変数の標本の大きさ（n）は，その検定の精度を把握できる．通常は，n は多いほど正確である．
> 信頼区間は，検定結果の p に加えて判定の程度を把握できる．

このほかに，

- 統計量（t 値，Z 値，U 値など）
- 自由度（df）

なども提示されるだろう．統計ソフトによって出力された結果をそのまま表として掲載している場合もある（表 6-3）．

表 6-3 差の検定の結果

t 値	自由度	有意確率 p（両側）	平均値の差	差の標準誤差	差の 95％信頼区間	
					下限	上限
0.15	34.00	0.88	0.49	3.27	−6.15	7.14

▶ p 値の判断が重要

しかし，表 6-3 のように t 値や自由度といった情報を提示されても，読解は難しい．専門的な統計量の情報が記載されていれば正確なイメージはあるが，専門知識がないと冗長な情報である．解釈上は，せいぜい p 値の判断だけで不自由はない．

統計ソフトはもちろんパソコンの発達していなかった数十年前では，電卓などで手計算することが少なくなかった．解析者が統計表をみながら，有意確率を求めた時代には計算や判断の間違いも考えられるので，t 値や自由度などの情報も提供すべきだった．その名残で，いまだすべての統計情報を記載しているものがある．

こうした統計情報は，あったに越したことはないだろうが，ほとんどが冗

長な情報である．何とか解読しようと独学する初学者も（少数であるが）見かけるが，時間をかけて理解するわりには，あまり有益な情報ではない．

◆ 十分情報が提示されているか？
　　提示されていないときは，解読不可能である．
◆ 統計情報は結果の正確性を表すが，無理に解読しなくてもよい．

---

④ グラフ，表

　グラフは，視覚的に理解を平易にする有効な表現である．数値の情報だけの論文もあれば，グラフを使用して提示する論文もある．
　差の検定で頻繁に使われるグラフとしては，**エラーバーグラフ**と**箱ひげ図**がある（図6-3）．

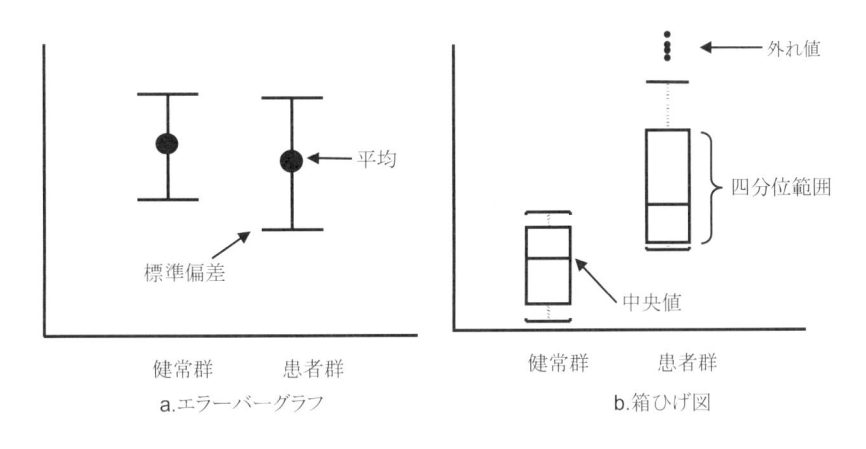

図6-3　エラーバーグラフと箱ひげ図

> **CHECK !**
> ★ここでは便宜的に外れ値と記載したが，実際は 1.5×四分位範囲を使用する．詳細については，他の書籍（下記など）を参照されたい．
>
> 石村貞夫：
> 『すぐわかる統計解析』．東京図書，1993．
>
> 対馬栄輝：
> 『SPSS で学ぶ医療系データ解析』．東京図書，2007．

　エラーバーは平均と標準偏差を使ってデータを表すグラフである．箱ひげ図は中央値と四分位範囲，外れ値などを使って表すグラフ★である．グラフは視覚的に理解しやすい反面，表現方法によっては誤解を招くことがある．

　とくに，複数のグラフを提示されているときは，縦軸のスケールが統一されていることを注意して見る必要がある．

- ◆　グラフの提示は必要ではないが，データの様相を観察する有力な情報である．
- ◆　縦軸スケールの大きさによっては，過大表現されることがあるので注意して見る．

---

⑤　欠損値，脱落例，外れ値の扱い

　欠損値，脱落例とは，読んで字のごとく，データの欠落した部分がある対象や，途中までしか測定できなかった対象である．

　こうした対象が存在するか，また，存在するとすれば解析に含めたか，除外したか．外れ値を除外した場合，バイアスが発生する恐れもある．

　欠損値や脱落例は，どうにもならないことは確かだが，その特性を考慮して結果が解釈されているかが重要である．

- ◆　欠損値，脱落例，外れ値は，明記されるべきである．
- ◆　解析への影響を推測する（論文で検討されていないときは推測止まり）．

⑥ 信頼区間の提示

信頼区間の意味については第5章で述べたとおりである．これは，パラメトリック検定で算出される統計値である．信頼区間によって，有意か有意でないかは別として，差の程度を知ることができる．

表 6-3 では，95％信頼区間を記載している（図 6-4a にも図示）．この表と，記述統計値をあわせて解釈すると，

95％信頼区間の解釈▶

- 男性（$n=13$）の立位体前屈は 7.0±1.8cm，女性（$n=23$）の立位体前屈は 6.5±2.2cm である．

- 男性の立位体前屈と女性の立位体前屈の平均差は 0.49cm である．

- つまり男性のほうが女性よりも，平均で比べると 0.49cm 大きな値である．

- 男性と女性の差の 95％信頼区間上限は 7.14cm である．これは 95％の可能性で女性よりも男性が最大 7.14cm 大きい値をとるかもしれないことを表している．

- 男性と女性の差の 95％信頼区間下限は－6.15cm である．これは上記の場合と逆転し，95％の可能性で女性よりも男性が 6.15cm 小さい値をとるかもしれないことを表している．

- 当然であるが，差が 0cm となる可能性もある．もしかしたら差があるかもしれないし，差がないかもしれないという曖昧な状態である．ゆえに，有意な差はあるとはいえない．

といった情報を読みとれる．ここで確認しておきたいことは〔→p.84〕，

信頼区間とp値の関係▶

- 95％信頼区間に 0 が含まれるときは $p<0.05$ となることはない．
- 99％信頼区間に 0 が含まれるときは $p<0.01$ となることはない．
- 95％信頼区間に 0 が含まれないときは $p<0.05$ となる．
- 99％信頼区間に 0 が含まれないときは $p<0.01$ となる．

ということである．

　この 95%信頼区間を使って，差の程度にまで言及できる．以下のようなことを想定してみよう．

差の程度の
判断のしかた▶

- たとえば，立位体前屈の差の 95%信頼区間が上限 1cm〜下限−1cm だったとする（図 6-4b）．

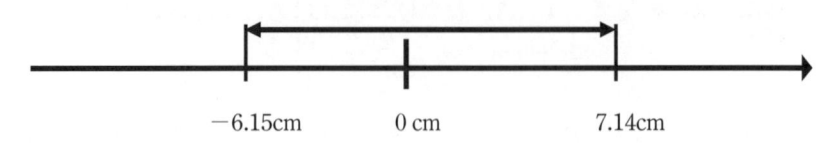

a.男性と女性における立位体前屈の平均差の95%信頼区間（**表6-3**にも掲載）

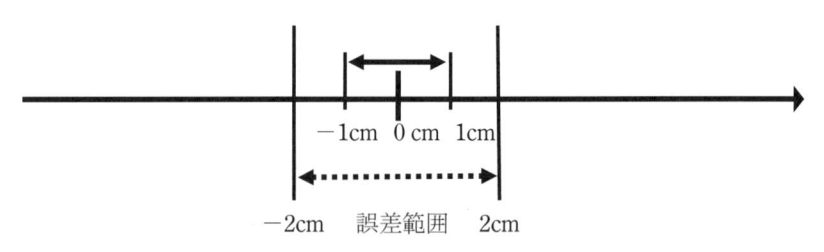

b.誤差範囲が±2cmで，95%信頼区間が±1cmのとき

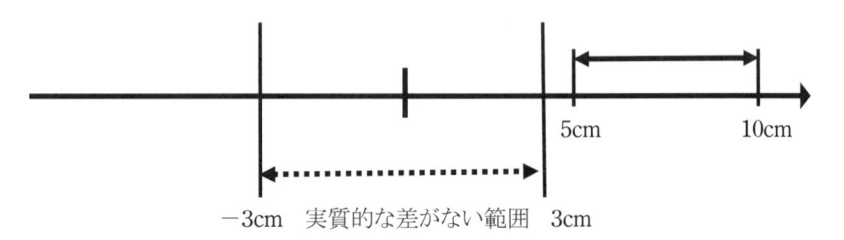

c.95%信頼区間が5〜10cmで，±3cm以上の差を実質的な差と認めるとき

図 6-4　信頼区間の考え方

- 仮に，立位体前屈を測定するときに±2cm の測定に伴う誤差のあることが確定しており，さらに臨床的にも 2cm 程度の差は実質的な差とは認められないと認識されている，とする．

- 平均の差は 95％信頼区間で，誤差範囲内または実質的な差とは考えられない範囲におさまるので，95％の確率で"実質的な差がない"ことを主張できる．

これを逆手にとって，

- たとえば，立位体前屈の差の 95％信頼区間が上限 10cm〜下限 5cm だったとする（上記のルールに従えば，これは $p<0.05$ で有意差がある；図 6-4c）．

- 仮に，立位体前屈の差が±3cm を超えれば，測定誤差を考慮しても臨床的に実質的な差として認められる，とする．

- 95％信頼区間の下限でも，臨床的に実質的な差として認められる 3cm を超えているので，95％の確率で"有意かつ実質的な差がある"と判断できる．

◆　信頼区間をみて，差の程度の推定範囲を把握できる．

⑦　β，検出力の問題

　検出力（$1-\beta$）は第 5 章でも述べたとおり，母平均に差があるときに検定で差があると正しく判定する確率である．検出力は，通常 $1-\beta=0.8$ または 0.95 とする．
　ところで，検出力が論文に記載されているケースは滅多にない．また，初学者がそれを理解するには非常に難しい．次に述べるサンプルサイズの計算，効果量の計算に用いる指標となる．もし記載されているとすれば，上述

の数値となっているかを確認する程度で十分である．

> ◆ β や検出力が記載されていることは滅多にない．
> ◆ 次に述べるサンプルサイズの計算，効果量の計算に用いる．

⑧ サンプルサイズ

　サンプルサイズとは，標本の大きさ n のことである．論文中に n は必ず記載されている．しかし，ここで問題にしているサンプルサイズとは，統計的検定を行う際に必要とされる n の大きさを満たしているかである．

統計的検定の問題点▶

　統計的検定を行うとき，以下の2点の問題が挙がる（図6-5）．

- 有意な差（$p<0.05$ または $p<0.01$）があるとき
  ➢ 本当に実質的な差はあるのか．
  ➢ 有意差があっても，実際は小さい差なのではないか？

注意
★いかなる場合でも，"差がない" とは結論づけない．

- 有意な差があるとはいえないとき★
  ➢ n が少ない可能性がある（第Ⅱ種の誤りが大きい）．
  ➢ もし n が十分大きいときは，有意な差があるとはいえないことを強く主張できる．

　これらについて，補足しておこう．

★有意差がない　　　　　　　★有意差がある

n.s.　　　　　　　　　　$p<0.05$

差は大きく見えるが……　　　わずかな差なのに……
→ n が不足している？　　　→本当に実質的な差か？

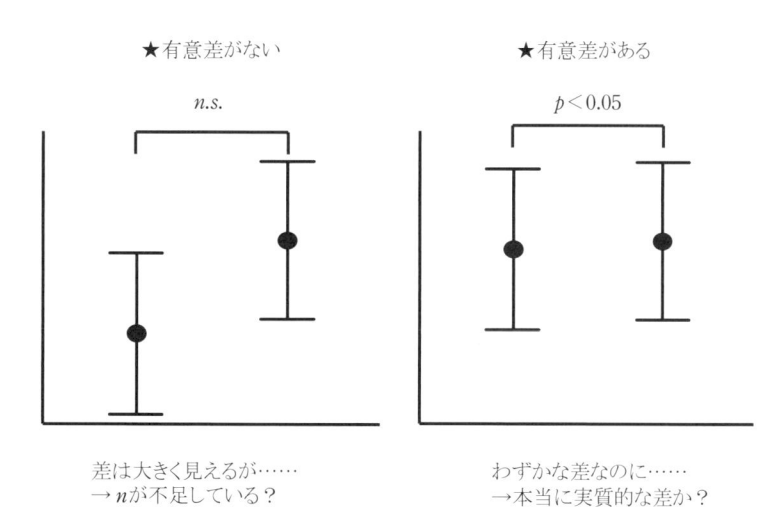

図 6-5　有意差の問題

1）統計的に有意な差があるとき

統計的に有意な差が認められるということは，どういうことか．第 5 章でも述べたが，$p<0.05$ という意味は，

- データどうしの母集団に差がないと仮定したときに，差がない可能性が 5％しかない．

- 差がない可能性が 5％と非常に小さいので，差がないとは考えにくい．

- ゆえに，差があると考えたほうが妥当だろう．

ということである．

差の程度と　　ところで，"有意な差"というのは，どういう状況なのだろうか．有意確率
p 値の関係▶　p の解釈には以下のような誤解はないだろうか．

　誤解：有意な差が $p<0.05$ よりも $p<0.01$ のときのほうが，差は大きい．

§6.2　差の検定を読む　　109

　　　　正解：実際の差の程度と p は無関係である．したがって，p が大きかろう
　　　　　　が小さかろうが同じだろうが，差の程度はわからない（図 6-6）．

のである．p に影響するのは n とデータの分散（標準偏差）である．したがって，

p 値に影響する
3 つの要因▶

● 差の程度と n と SD によって，p は変化する．

となる．

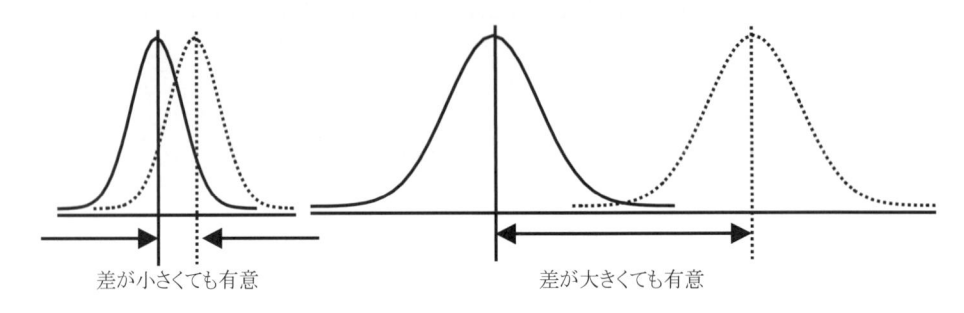

　　　　　　差が小さくても有意　　　　　　　　差が大きくても有意

　　　　図 6-6　p が有意（$p < 0.05$）なことと差の大きさとは無関係

　　そこで，有意な差があったときに差の程度を評価する指標として，**信頼区間**と効果量がある．信頼区間の意味については，前に述べてある〔→第 5 章〕．

2）有意な差があるとはいえないとき

★1　G*power
http://www.psycho.uni-duesseldorf.de/abteilungen/aap/gpower3/download-and-register

★2　R　http://www.r-project.org/

　　有意な差があるとはいえないときは，サンプルサイズ n が不足している可能性もある．もし，その論文の n が不足している場合は，n を追加すると有意な差が出る可能性もある．そこで，n の大きさを確認する必要がある．
　　n の大きさについて計算するときは，フリーソフトの G*power[★1] や R[★2] などを活用する．この計算のためには，

- **両側検定** two tails か**片側検定** one tail か．
- 有意水準 α の大きさ．
- 検出力（$1-\beta$）の大きさ．
- 効果量または差の大きさ．

といったパラメータを決めなければならない．いきなり，決めなければならないといわれても困るだろうが，これらの設定は，ほぼ決まっているので大丈夫である．以下のように設定する．

- 両側検定とする．

- 通常は，$\alpha=0.05$，$1-\beta=0.8$ とする．
  - 厳しい基準として $\alpha=0.01$，$1-\beta=0.95$ とする方法もある．

- 効果量または差の大きさは，解析者の考えによって変化する．
  - 効果量に関する予想がつかない，または知識がないというときは，効果量（次節を参照）の基準を"中"で考えてよい．

以上のように統計的検定に必要な n の大きさを計算するとか，次節のように効果量を計算することを**検出力（検定力）分析 power analysis** という．

　ところで，G*power を使って検出力分析をしてみようと思ったが，操作が面倒という問題も起こるだろう．念のため，著者の Web[★3] に簡単な操作マニュアルを掲載してある．また，それでも面倒な人のために**表 6-4** の早見表を用意した．一般的かつ限られた条件下での統計的検定のみ掲載したので，これ以外については自分で計算するしかない．

[★3] http://www.hs.hirosaki-u.ac.jp/~pteiki/research/stat/gpower.ppt

§6.2 差の検定を読む　111

表 6-4 統計的検定に必要な n の基準

	効果量 中	効果量 大
対応のある t 検定	34	15
2 標本 t 検定[†]	64	26
相関係数	82	26
2×2 の分割表	88	32
3×3 の分割表	133	48
マンホイットニーの検定[†]	67	27
ウィルコクソンの検定	35	15
1 元配置分散分析[†‡]	53	22
反復測定による分散分析[†‡]	29	8

[†] 1 群(1 標本または 1 変数)当たりの人数.

[‡] 3 群(3 標本または 3 変数)の差の比較として計算している. 群数が増えれば, 必要な例数は減る. また分散分析の効果量の大きさは G*power の基準に基づいている.

補足 1:両側検定, $\alpha=0.05$, $1-\beta=0.8$ として, 効果量は, "中"と"大"の場合のみ求めている.

補足 2:表中の数字は, 必要な最低の n であるから, これ以上あれば十分ということである.

補足 3:計算には, G*power を使用している.

　たとえば, 対応のある差の検定を行って, 効果量が "中"(中等度の差の大きさ) を期待しているときは, 対象者が 34 人以上必要となる. もし,

● 有意な差がみられず, 対象者が 34 人に満たないときは, n が不足している可能性がある.

● 有意な差がみられず, 対象者が 34 人以上を満たしている場合は, 差があるとはいえない, という確実性が高くなる.

◆ サンプルサイズが小さくかつ, 有意な差がなかったとき, 第II種の誤りが大きい.

(9) 効果量

効果量 effect size とは，信頼区間と同じように差の程度を表すものである．信頼区間と異なる点は，データの単位，n の大きさに左右されない標準化された差の程度を表す．もちろん，効果量は差の検定だけではなく，相関，分割表などいろいろとあり，判断基準も報告されている（表 6-5）．

表 6-5 効果量の評価

検定	指標	効果量の基準 小	中	大	補足
差の検定（t 検定）	r	0.1	0.3	0.5	対応のある t 検定，2 標本の差の検定で同一値．r と d の 2 種類ある．通常は r を利用
	d	0.2	0.5	0.8	
分散分析	η^2	0.01	0.06	0.14	多重比較法は差の検定（t 検定）の r を参照
相関	r	0.1	0.3	0.5	相関係数そのままである
χ^2 検定（2×2 分割表）	ϕ	0.1	0.3	0.5	連関係数である
χ^2 検定（上記以外の分割表）	Cramér の V	0.1	0.3	0.5	連関係数である
差の検定（ノンパラメトリック検定）	r	0.1	0.3	0.5	マンホイットニー検定，ウイルコクソン検定，クラスカルワリス検定，フリードマン検定で求められる検定統計量 Z を $r = \frac{Z}{\sqrt{n}}$ として求める
重回帰分析	R^2	0.02	0.13	0.26	決定係数である

水本 篤，竹内 理：「研究論文における効果量の報告のために—基礎的概念と注意点—」『英語教育研究』31, 57-66, 2008. (http://www.mizumot.com/files/EffectSize_KELES31.pdf) から改変引用

効果量の特徴▶ 効果量の特徴として，

- 差の程度や関連の程度を標準化しているので，同様の研究報告間でも差の程度を比較できる．

- ➢ 対して信頼区間は n が異なる報告間の比較や，データの測定単位が異なる報告間の比較は不可能である．

- ノンパラメトリック検定の差の程度も算出できる（ものがある）．
  - ➢ ノンパラメトリック検定では信頼区間が算出できないが，効果量であれば算出できるものがある．

効果量の使い方▶

★http://www.mizumot.com/stats/effectsize.xls

G*power：http://www.psycho.uni-duesseldorf.de/abteilungen/aap/gpower3/download-and-register

効果量は検定結果の程度を評価するうえで重要な情報であるが，パラメトリック検定であれば，各データの平均，n，SD を提示されていれば計算できる．効果量を計算できる統計ソフトは少ないが，Web★ にて無料配布されているファイルが便利である．

効果量をどうやって使うか？　その方法として，

- 研究を行う前に，データの差や相関の程度（効果量）を決める．その効果量に見合った例数（表 6-4 を参考に）以上を準備する．
  - ➢ 効果量の程度は，経験的に決めざるを得ない．研究前に効果量に関する知識が何もないときには，表 6-5 の"中"を基準とする．

- データをとった後に検定を行って出た結果に対して，データの差や相関の程度を知るために効果量を算出する．

の2通りがある．ただし，効果量を記載した論文は，本邦ではあまり見られない．

◆　効果量は，標準化された差の程度である．
◆　効果量は，他の研究結果との比較も可能である．

⑩ 交絡

交絡は第3章でも述べたとおり，背後に存在する原因と結果への影響因子である．立位体前屈の男女差を比較するとき，男女差以外の条件にも差がないか疑ってみる．交絡の発見には，専門的な知見が必要である．

たとえば，女性群の年齢が高かったときは，年齢によって柔軟性（立位体前屈）が異なる影響も無視できないため，交絡を疑わなければならない．男女の平均年齢，SD を提示してなければ，交絡の判断もできない．

- ◆ RCT のような厳密な条件で統制された研究でないかぎり，交絡の影響は無視できない．
- ◆ 研究結果に大きく影響を及ぼす交絡は，検討されるべきである．
- ◆ 交絡を考慮した記載がない場合は，大きな影響を及ぼす交絡が存在しないか，検討していないという問題がある．

⑪ ソフトウェア

使用した統計ソフトの名称・バージョンが明記されているかを確認する．ソフトによっては，同じデータでもわずかに検定結果が異なることがある．また，ソフトのバージョンによっても値が異なることもあるし，使用用語が異なることもある．

- ◆ 統計ソフトによっては，検定結果がわずかに異なることもある．
- ◆ バージョンによっても異なることがある．
- ◆ どの統計ソフトが信用できるかという問題ではなく，使用した統計ソフトの明記によって，公表するというのが目的である．

§6.2 差の検定を読む

- 論文に記載された検定の確認は表6-2に従って確認する.

§6.3 第6章のまとめ

　本章では，論文に記載されている差の検定を題材として，統計解析全般にわたる内容を解説した．さしあたり，本章の確認項目をチェックできれば問題はないだろう．各項目について広く浅く簡単に記載してきたが，統計検定の詳細については引用文献等を参考にしていただきたい．

その他の参考文献

海外医学雑誌投稿情報「投稿規定ネット」：

http://www.toukoukitei.net/i4aURMud.html

第7章 統計的解析を読む 分散分析編

- 分散分析の手法の意味がわかる
- 分散分析の手法の選択方法を知る

§7.1 分散分析とは

3標本以上の差の検定▶

分散分析 analysis of variance ANOVA とは，平均の差の検定のことである．前章の平均の差と異なるのは，3標本以上または対応のある（3変数以上の）差の検定を行う点である（表 7-1）．これも医学関係の論文では頻繁に見られる検定手法である．

分散分析は，どちらかというと実験的な研究デザインに用いられることが多い．理論的なことについては文献★がわかりやすい．実験デザインによって，さまざまな呼び名の分散分析があるので，以下に基本となるデザインを述べておこう．

★石村貞夫，石村光資郎：『入門はじめての分散分析と多重比較』．東京図書，2008.

表 7-1　差の検定の一覧（表 6-1 の再掲）

	平均の差 （パラメトリック検定）	中央値の差 （ノンパラメトリック検定）
対応のある差 （2 変数）	対応のある t 検定	ウイルコクソン Wilcoxon の検定
2 標本の差	2 標本 t 検定 （ウェルチ Welch の検定）	マン・ホイットニー Mann-Whitney の検定
対応のある差 （3 変数以上）	反復測定による分散分析 多重比較法	フリードマン Friedman 検定 多重比較法
3 標本以上の差	1 元配置分散分析 多重比較法 2 元配置分散分析	クラスカル・ワリス Kruskal-Wallis 検定 多重比較法 （対応する検定はない）

① 1 元配置分散分析

3 標本以上の差の検定▶

1 元配置分散分析 one-way ANOVA とは，表 7-2 のようなデータに対して差の検定を行うものである．

表 7-2　1 元配置分散分析の例

健常群	疾患 A 群	疾患 B 群
22	12	9
15	10	12
18	17	8

$n=9$

　この例では，健常群と疾患 A 群，疾患 B 群という3 群（3 標本）の平均の差を検定する．3 標本以上の差の検定を行うときは 1 元配置分散分析を適用する．

　1 元配置分散分析は平均の差の検定であり，別に中央値の差の検定（ノンパラメトリック検定）もある．また，等分散の確認も必要となり，図 7-1 のようなフローチャートに従って手法を選択する．何かと複雑で大変な感じだが，フローチャートに従って選択すれば，面倒ではない．

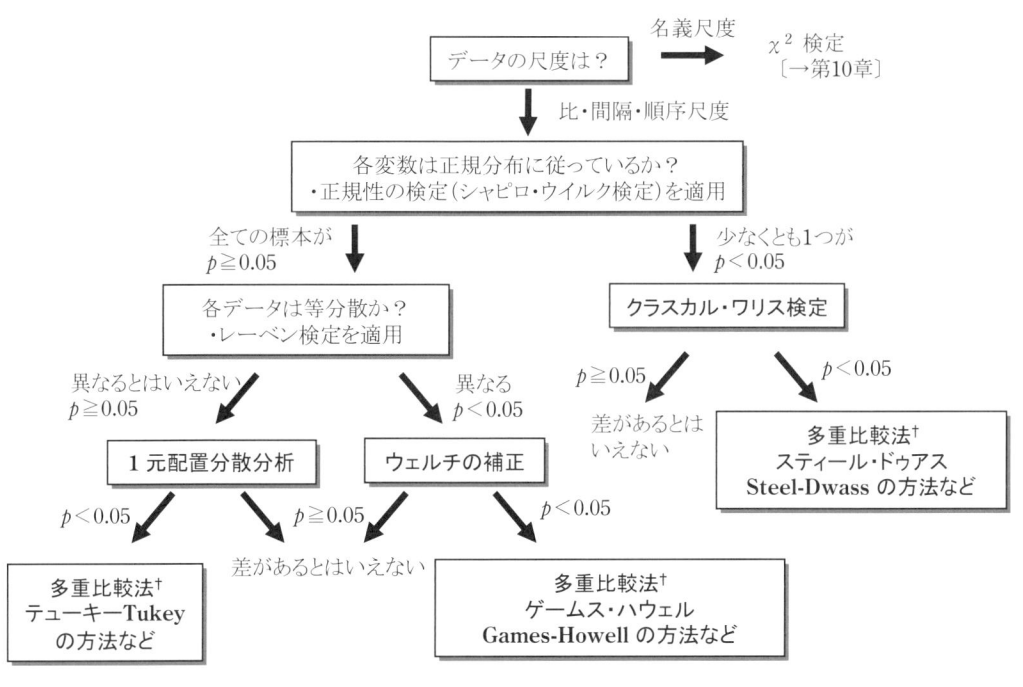

図 7-1 3標本以上の差の検定の選択手順

† 多重比較法は，これ以外にもさまざまな方法が考案されているため，必ずしもこの手法でなければならないというわけではない．

図 7-1 中の**ウェルチの補正**に関しては，2標本の差の検定でも出てきたが，統計ソフトによってプログラムされていないことがあるので，1元配置分散分析を選ぶしかない．多重比較法という見慣れない手法については，後で説明する〔→p.126〕．

② 反復測定による(1要因の)分散分析

対応のある3変数以上の差の検定▶

反復測定による分散分析 repeated measure ANOVA は，対応のある3変数の平均の差を検定する手法である（**表 7-3**）．

この例は，A, B, C という3人の対象者に対し，何らかのデータを手術後1週おきに3回くり返してとった対応のあるデータである．この3変数に

§7.1 分散分析とは 119

対して平均に差があるかを検定するのが反復測定による分散分析である．分散分析では，対応のあるデータを**反復測定によるデータ**という．

表7-3 反復測定による分散分析の例

	手術後1週	手術後2週	手術後3週
Aさん	22	12	9
Bさん	15	10	12
Cさん	18	17	8

$n=3$

表7-3は，最もシンプルな反復測定による分散分析の適用例である．これに関しても，図7-2のような手法選択のフローチャートがある．

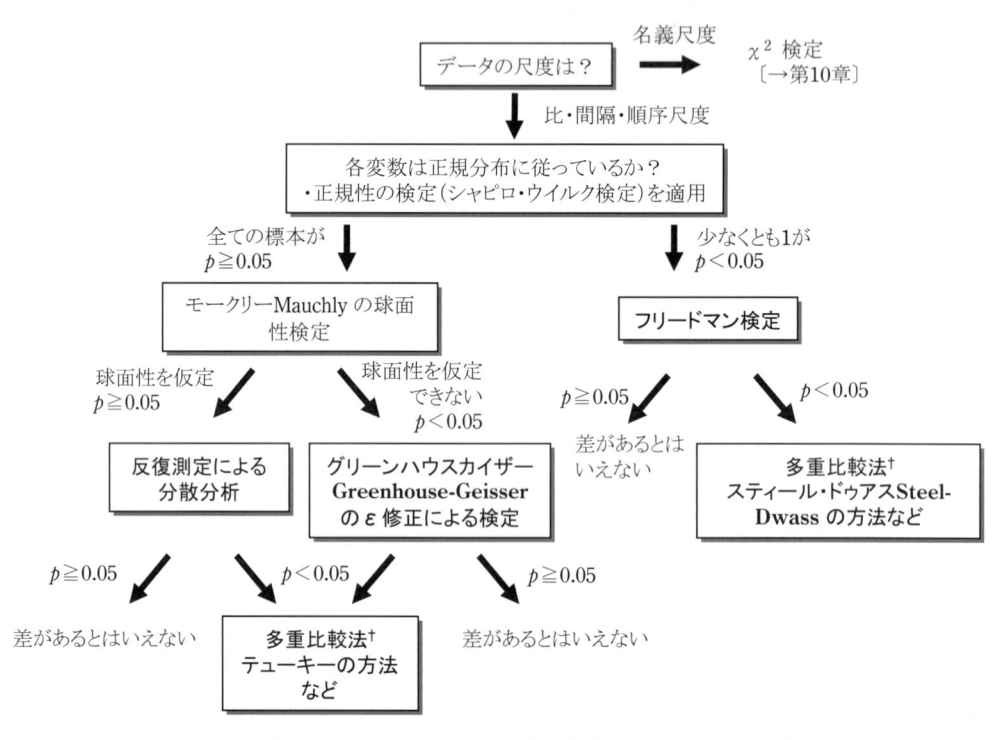

図7-2 対応のある（反復測定による）差の検定の選択手順（3変数以上）

†多重比較法は，これ以外にもさまざまな方法が考案されているため，必ずしもこの手法でなければならないというわけではない．

モークリーの球面性検定とか，グリーンハウスカイザーの ε 修正による検定などの面倒な用語が出てきているが，これらの検定の説明については割愛するので，文献★を参照されたい．現時点では，選択の流れだけ知っておけば十分である．

そして，ここでも多重比較法の名称が出てくる．

★対馬栄輝：『SPSSで学ぶ医療系データ解析』．東京図書，2007．

③ 2元配置分散分析

3標本以上の2要因の差の検定▶

2元配置分散分析 two-way ANOVA とは，1元配置分散分析の発展型である．例として表 7-4 を見てもらえばわかりやすい．手術後1週，2週，3週という手術後の期間の要因と，手術A，手術Bという手術の種類の要因の2要因が存在する．2要因なので2元配置分散分析と呼ばれる．実験デザインによって，3要因のときは3元配置分散分析，4要因のときは4元配置分散分析，というふうに増えていく．

表 7-4 2元配置分散分析の例

	手術後1週	手術後2週	手術後3週
手術A	22	12	9
	15	10	12
	18	17	8
手術B	24	15	10
	20	16	14
	18	14	13

$n=18$

2元配置分散分析の解析手順については，面倒がない．なぜなら，

- 2元配置以上の分散分析に対応するノンパラメトリック検定は存在しない．

- 1元配置と同様に，等分散性を問題にしなければならないのだが，2元配置以上の分散分析ではウェルチの補正が存在しない．

§7.1 分散分析とは

ということから，2元配置分散分析を使うしかない．**表7-4**のような形式のデータであれば，迷わず2元配置分散分析を行えばよい．

2元配置分散分析では，**交互作用 interaction** という概念が出てくる〔→第4章〕．交互作用は，**図7-3** のようなものである．これは a_1, a_2 の**水準★ level** から成る要因 A と，b_1, b_2 の水準から成る要因 B の差を見る2元配置分散分析を想定している．

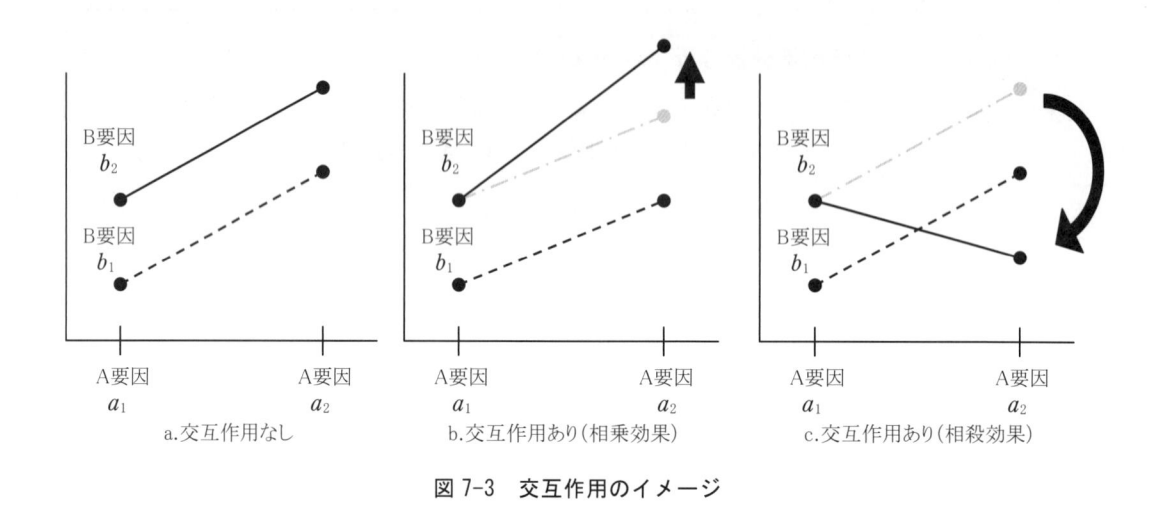

> **CHECK !**
> ★いままで述べてきた，群または変数のことである．分散分析では群または変数のことを，水準と呼ぶ．

a.交互作用なし　　b.交互作用あり(相乗効果)　　c.交互作用あり(相殺効果)

図7-3　交互作用のイメージ

Column　分散分析と2つの平均差の検定（t 検定）の関係

　図7-3 の例では，「要因 A も B も2水準（群）なので2標本の差の検定ではないか？　分散分析でよいのか？」と疑問をもつ人もいるだろう．たしかに，これは要因 A と要因 B に，それぞれ2つの平均差の検定を行っても間違いではない．しかし，交互作用の検定はできない．交互作用を問題にするなら，分散分析の適用である．

　ちなみに，2標本の差の検定と分散分析の結果は同じとなる．

表 7-4 に照らし合わせて，交互作用を解説する．2元配置分散分析を行って，結果を見ると，以下の4つのケースが考えられる．

要因と交互作用の4ケース▶

① 手術後の期間の要因または手術の種類の要因のうち，少なくとも1つの要因に有意差がある（**主効果 main effect** が有意という）．交互作用は有意でない．
   ➤ 有意差のあった要因について多重比較法を行う．

② 手術後の期間の要因または手術の種類の要因のうち，少なくとも1つの要因に有意差があり，かつ，交互作用も有意となる．
   ➤ 全要因の水準をバラバラにして，1要因の形式に並び替えて，1元配置分散分析ならびに多重比較法を行う．

③ 手術後の期間の要因または手術の種類の要因には有意な差はなく，かつ交互作用も有意でない．
   ➤ 差はあるとはいえないので，解析終了．

④ 手術後の期間の要因または手術の種類の要因には有意な差がないが，交互作用だけは有意となる．
   ➤ 解析終了してもよいが，エラーバーを描いて平均の変化の傾向を読み，検討すべき差が見られる場合は，上記②と同様に1元配置分散分析ならびに多重比較法を行う．

以降に，上述した内容の，もう少し詳細な手順を述べる．しかし初学者の人は，理解しにくい部分だと思うので，読まなくてもよい．

①の場合は図 7-3a に相当する．差の認められた要因に対して，さらに水準ごとの比較として多重比較法を行う．"手術の種類"の要因で有意差があったときは手術 A と B の2水準（2群）に差があるとわかっているので，多重比較法は不要である．もし，3水準以上なら，多重比較法を適用する．

§7.1 分散分析とは

②は**図7-3b**と**c**に相当する．①に加えて交互作用も有意となっている．このときは，たとえば手術Aでは術後1週，2週，3週と進むにつれて平均が低くなるのに対して，手術Bでは術後1週，2週，3週と進むにつれて逆に高くなっていく（相殺効果；**図7-3c**）とか，手術AとBで増加（または減少）量が異なる（相乗効果；**図7-3b**）場合が想定される．

交互作用が有意であったときは，手術後の期間という要因と手術の種類という要因の増減傾向が異なることを意味している．したがってデータをエラーバーなどのグラフで表示して，傾向の異なる部分を発見しなければならない．手術Aの術後1週よりも手術Bの術後1週が高い値なのに，手術Aの術後2週よりも手術Bの術後2週が低い値だった……という例である．

このときは，すべての要因の水準をバラバラにして1つの要因にしてしまい，1元配置分散分析と多重比較法を行う．詳細については，文献★を参照されたい．

③の場合は，差があるとはいえないとして解析終了する．

④の場合は，通常は差がないとして終了すればよいが，もしかすると相殺効果が働いて平均的には差が見られなかった可能性もある．交互作用のみが有意であったときは，やはりデータをエラーバーなどのグラフで表示して，傾向の異なる部分を見つける．その傾向に意味があるようなら，1元配置分散分析や多重比較を行う必要がある．

3元以上の配置分散分析になると，より交互作用の解釈は複雑となる．したがって，<u>3要因以上の交互作用（3次以上の交互作用）は特別な事情がないかぎり，無理に解釈しなくてもよい</u>とされる．

★対馬栄輝：
『SPSSで学ぶ医療系データ解析』．
東京図書，2007．

④ 反復測定による(2要因の)分散分析

反復測定による2要因の分散分析は，**表 7-5** のようなデータである．解析の手順は，前述した反復測定による（1要因の）分散分析と同様である．これに対応した，ノンパラメトリック検定は存在しない．

表 7-5　反復測定による2要因の分散分析の例

		手術後1週	手術後2週	手術後3週
手術 A	Aさん	22	12	9
	Bさん	15	10	12
	Cさん	18	17	8
手術 B	Aさん	24	15	10
	Bさん	20	16	14
	Cさん	18	14	13

$n=3$

1要因でも2要因でも，反復測定の分散分析では対象者がすべての条件でデータをとられる．対象者は再利用されるために，前回の条件の影響が入りこんで，測定バイアスがかかりやすい．第4章の循環法などによって順序の影響を相殺しておく必要がある．Fisher の実験計画法★の用語を使うと，これは**局所管理 local control** と呼ばれる．

> **CHECK !**
> ★Fisher の実験計画法
> くり返し測定，無為化，局所管理をFisher の3原則という．

⑤ 分割プロットデザインによる分散分析

分割プロットデザインによる分散分析 split-plot design ANOVA は，**表 7-6** のようなデータである．

反復測定による2要因の分散分析と似た形式だが，1つの要因（手術後の期間）が反復測定（対応がある状態）で，もう1つの要因（手術の種類）が反復測定ではないデザインである．

これに対するノンパラメトリック検定は存在しない．

表 7-6　分割プロットデザインによる分散分析の例

		手術後 1 週	手術後 2 週	手術後 3 週
手術 A	A さん	22	12	9
	B さん	15	10	12
	C さん	18	17	8
手術 B	D さん	24	15	10
	E さん	20	16	14
	F さん	18	14	13

$n=6$

6　多重比較法

3 標本, 3 変数以上の差の検定▶

　多重比較法 multiple comparison procedure は，3 標本，3 変数以上の差の検定に使われる手法である．多重比較法には，さまざまな方法があり，ほとんどの統計ソフトでは多くの手法がプログラムされている．

◆多重比較法の例

最小有意差（LSD）	Bonferroni	Sidak
Scheffé	R-E-G-W の F	R-E-G-W の Q
Student-Newman-Keuls	Tukey	Tukey の b
Duncan	Hochberg の GT2	Gabriel
Waller-Duncan	Dunnett	Tamhane の T2
Dunnett の T3	Games-Howell	Dunnett の C
Dunn　などなど…		

多重比較法は，**post-hoc 検定**（その後の検定とも呼ぶ）として適用されることが多い．分散分析で要因に有意差が認められた（主効果が有意なとき）後に，各々の群または変数（水準）間に差があるかを細かく比較したいときに行う手法である．

多重比較法の使い分けのルールは，図 7-1，図 7-2 の手順で十分であるが，細かく考えると図 7-4 のようになる★．図中の"線形対比"などの用語は，ここでは解説しないので文献★を参考としてほしい．

CHECK !
★ここまで詳細に考える必要はないと思うが，読んだ論文に記載されていると困るので掲載した．

★対馬栄輝：
『SPSS で学ぶ医療系データ解析』．
東京図書，2007．

- 分散分析の分類は要因の数と，反復測定か否かの組み合わせによって決まる．

Column　多重比較法と多重比較

研究論文を見ると，多重比較**法**と多重比較 multiple comparison を混同している人が多い．

多重比較とは，3 群または 3 変数以上の統計的検定の際に，対応のある t 検定や 2 標本 t 検定を適用すると有意確率 p が引き上がってしまう（差が出やすくなる）という問題自体を意味する．

多重比較**法**とは，多重比較を避けるために，調整した有意確率 p を算出する検定法の一般をいう．

したがって，「多重比較を行った」という記載では，わざわざ多重比較の問題を起こしていることになる．

§7.1　分散分析とは

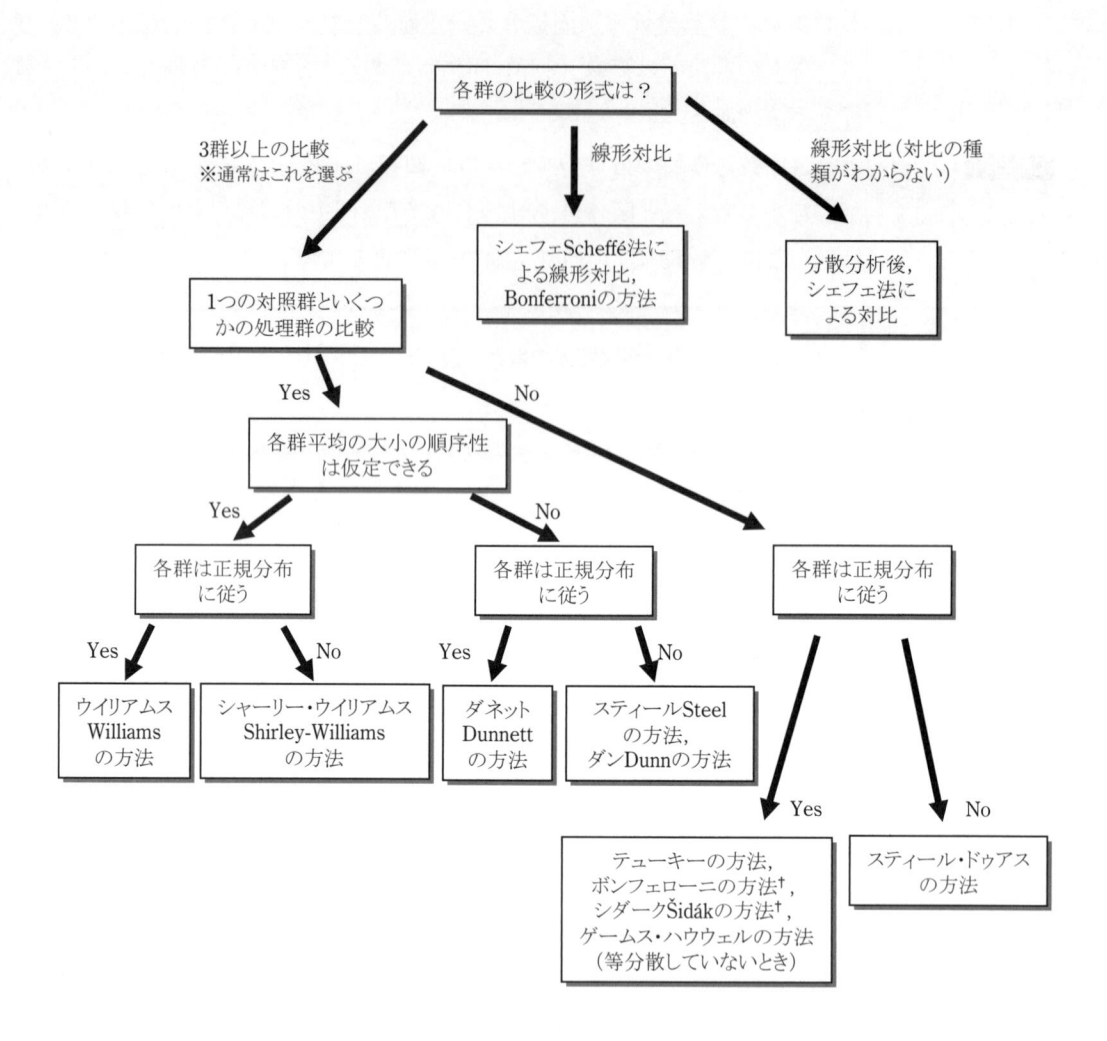

```
                        各群の比較の形式は？
                              │
       ┌──────────────────────┼──────────────────────┐
   3群以上の比較              線形対比            線形対比（対比の種
   ※通常はこれを選ぶ                             類がわからない）
       │                       │                      │
       ▼                       ▼                      ▼
  ┌─────────────┐      ┌─────────────┐        ┌─────────────┐
  │1つの対照群とい│      │シェフェScheffé法に│  │分散分析後，  │
  │くつかの処理群 │      │よる線形対比，    │  │シェフェ法に  │
  │の比較        │      │Bonferroniの方法 │  │よる対比      │
  └─────────────┘      └─────────────┘        └─────────────┘
     │         │
    Yes        No
     │         │
     ▼         └──────────────────────────────┐
  ┌─────────────┐                              │
  │各群平均の大小│                              │
  │の順序性      │                              │
  │は仮定できる  │                              │
  └─────────────┘                              │
     │         │                                │
    Yes        No                               │
     ▼         ▼                                ▼
  ┌──────┐  ┌──────┐                       ┌──────┐
  │各群は │  │各群は │                       │各群は │
  │正規分布│  │正規分布│                       │正規分布│
  │に従う │  │に従う │                       │に従う │
  └──────┘  └──────┘                       └──────┘
   Yes  No    Yes  No                         Yes    No
   ▼    ▼    ▼    ▼                          ▼      ▼
 ┌────┐┌────┐┌────┐┌────┐              ┌──────┐ ┌──────┐
 │ウイ ││シャー││ダネ ││スティ│              │テューキーの方法，│ │スティール・│
 │リアム││リー・ ││ット  ││ール   │              │ボンフェローニの方法†，│ │ドゥアス    │
 │ス    ││ウイリ││Dunnett││Steel │              │シダークŠidákの方法†，│ │の方法     │
 │Williams││アムス ││の方法││の方法，│              │ゲームス・ハウェルの方法│ └──────┘
 │の方法││Shirley-││      ││ダン  │              │（等分散していないとき）│
 │      ││Williams││    ││Dunnの │              └──────┘
 │      ││の方法││      ││方法   │
 └────┘└────┘└────┘└────┘
```

　この図以外にもさまざまな方法が考案されており，その手法を用いることも可能である．ただし，ここで示した以外の方法が理論的に確立した手法であるかどうかについては明確にできない．

† ボンフェローニ，シダークの方法は正規分布に従わない場合でも利用できる．

図7-4　多重比較法の選択手順

§7.2 分散分析を読む

前章と同様に分散分析でも，**表** 7-7 の項目を確認する．手法によっては，すべてを確認することは不可能であるが，どれも基本的なチェックポイントである．

まずここで例文を挙げる．通常は，「方法」の後半部分に，統計的解析に関する記載がある．大部分は，「〇〇と××の差について△△分散分析を行った」などの記載である．

表 7-7　統計的解析のチェックポイント

1) **解析の目的**
   何のために解析しているか

2) **検定手法**
   検定手法は適切に選ばれているか

3) **記述統計，情報記載**
   データ，統計解析結果の情報量は十分か

4) **グラフ，表**
   必要な図や表の提示

5) **欠損値，脱落例，外れ値の扱い**
   欠損値，脱落例，外れ値についての扱いは妥当か

6) **信頼区間の提示**
   信頼区間は提示されているか．ノンパラメトリック検定のときは求められない

7) **β（第II種の誤り），検出力の問題**
   検出力が考慮されているか（滅多に書かれていない．必須条件ではない）

8) **サンプルサイズ**
   標本の大きさは計画されているか

9) **効果量**
   多重比較法のエフェクトサイズ．もしくは，必要な情報が提示されているか

10) **交絡**
    結果に影響する交絡の検討は必要か（記載がなければ，考慮していない）

11) **統計ソフト**
    使用した統計ソフト名，バージョンの記載

方 法

　……　全対象者が緑茶を服用して1カ月後，2カ月後，3カ月後における LDL コレステロール値の変化をみるために，反復測定による分散分析をおこなった．

　検定に先立って，各変数が正規分布に従うかをシャピロ・ウイルク検定で確認した．反復測定による分散分析で主効果が有意であったときには，post-hoc 検定として Tukey 法を用いた．すべての検定における有意水準は $p=0.05$ とした．また，統計解析のために，SPSS12.0J（SPSS Japan）を用いた．

① 解析の目的

　何を知るために分散分析を行っているか，を押さえる．この読みとりは比較的簡単である．例文では，「全対象者が緑茶を服用して1カ月後，2カ月後，3カ月後における LDL コレステロール値の変化をみるために」とある．しかし，例文には何のために LDL コレステロール値の変化をみる必要があるかの目的は明記されていない．この目的は，論文の導入にある「はじめに」，「緒言」などの項に書かれているはずである．

② 検定手段

　具体的な検定手法の記載は必要である．少なくとも，表 7-1 に掲載したような手法名が書かれているかを確認する．

　検定手法の選択には，ある程度決まったルールがある．図 7-1, 図 7-2, 図 7-4 を参照し，適切な手法が選択されているか，チェックする．

　なお，以下の点は使用する統計ソフトによって対応できない場合もあり得る．

- 1元配置分散分析で，ウェルチの補正を行うこと．

- 反復測定による分散分析で，モークリーの球面性検定ならびにグリーンハウスカイザーの ε 修正による検定を行うこと．

さらに以下の点は，解析者の考えによって検討されないときがある．

- 2元配置以上の分散分析において交互作用のみ有意であったとき，差があるとはいえないとして解析を終了している．

使用する統計ソフトの制限で……という理由もおかしい話だが，実際にあり得る．なお，この点に関する良し悪しについては言及できない．

1）パラメトリック検定とノンパラメトリック検定の判断

パラメトリック検定（平均の差の検定）とノンパラメトリック検定（中央値の差の検定）の選択〔→第5章〕を誤っていないか，である．しかし，

- 2元配置以上の分散分析に対応したノンパラメトリック検定は存在しない★のである．したがって，そのような2要因以上の解析では，2元配置以上の分散分析を適用させる以外はない．

また，前章ではシャピロ・ウイルク検定による判定が最も妥当だと述べたが，分散分析のときは判定の誤りの確率が高くなる問題もある．真に正規分布するデータに対してシャピロ・ウイルク検定を 20 回くり返せば，すなわち 20 標本または 20 変数に対してシャピロ・ウイルク検定を行えば，1回は誤って正規分布に従わないと判定してしまう（$p=0.05=1/20$）．分散分析では，データが正規分布に従うことに対して神経質にならなくてよいという**頑健性 robustness** も加え，思い切って分散分析を行う前のシャピロ・ウイルク検定は行わなくてもよいといえるかもしれない★．

CHECK !
★正しくは "くり返しのない2元配置分散分析" である．用語については下記文献を参照．

石村貞夫，石村光資郎：『入門はじめての分散分析と多重比較』．東京図書，2008．

対馬栄輝：『SPSSで学ぶ医療系データ解析』．東京図書，2007．

CHECK !
★シャピロ・ウイルク検定を行ったときに，実際どれくらいの判定間違いが発生するかは，データの性質によるのではっきりいえない．投稿しようとする雑誌や，発表する学会をみて慣例となっている手続きに従ったほうがよいだろう．

§7.2 分散分析を読む

2）標本の数

分散分析は，3標本以上の差を調べたいとき，または対応のある標本で3変数以上の差を調べたいときに適用となる．ただし，2元配置以上の分散分析や分割プロットデザインによる分散分析などのときは，少なくとも一方が2標本または2変数となることもある．たとえば，**図7-3**の例では，A要因もB要因も各々2水準（変数）だが，分散分析が適用される．

③　記述統計値，情報

記述統計値や検定結果の情報は，「結果」に記載されている．例文の「結果」を挙げておく．

結　果

1カ月後のLDLは250±19.3mg/dl，2カ月後は223.5±5.3 mg/dl，3ヶ月後は205.0±9.2 mg/dlであった．

シャピロ・ウイルク検定により，1カ月〜3カ月のLDLすべてで正規分布に従わないとはいえないことが確認できたので，反復測定による分散分析を行った．Mauchlyの球面性検定の結果，$p=0.170$ であったので，球面性が仮定できた．反復測定による分散分析の結果では，$p<0.01$ で有意な差が認められた．

必要な情報▶　分散分析の場合に提示すべき情報量としては，前章の差の検定と同様に，

- 各変数・標本の平均
- 各変数・標本の標準偏差（SD）
- 各変数・標本の大きさ（n）
- 平均の差の95％信頼区間または99％信頼区間
  （ノンパラメトリック検定のときは求められない）
- 有意確率（p）

が必要である．この他に，

- 統計量（F 値，χ^2 値など）
- 自由度（df）

なども提示されるだろう．統計ソフトによって出力された結果をそのまま表として掲載している場合もある（表7-8）．

表7-8 反復測定による分散分析の結果例

球面性の検定

Mauchly の W	近似 χ^2	自由度	有意確率	イプシロン Greenhouse-Geisser
0.55	3.54	2	0.17	0.69

分散分析表

	タイプIII平方和	自由度	平均平方	F	有意確率
治療後期間	8185.3	2	4092.7	23.5	0.00
誤差	2438.7	14	174.2		

基本統計値

	平均	SE	95% 信頼区間 下限	95% 信頼区間 上限
1ヶ月後	250.0	6.8	233.9	266.1
2ヶ月後	223.5	1.9	219.1	227.9
3ヶ月後	205.0	3.2	197.4	212.6

ここまで記述されると親切ではあるが，さまざまな情報を提示されても読解は難しいし，あまり役に立たないことが多い．どこまで読みとればよいのだろうかと迷うが，結論からいえば，最低限 p の判断だけでも十分である．

図7-2 に照らし合わせて読み進める．シャピロ・ウイルク検定で正規分布に従うと判定されていれば，モークリーの球面性検定の結果を見る．表7-8 では，"球面性の検定"という用語がある．いろいろと情報が記されて見づ

§7.2 分散分析を読む 133

らいが，有意確率（p）を見る．ここが $p \geqq 0.05$ なので図 7-2 のとおり，反復測定による分散分析が適用となる．分散分析表での p は $p<0.05$ であり，有意な差が認められることがわかる．

さらに図 7-2 に従えば，多重比較法が適用されるはずである．**表 7-9** の多重比較法の結果では，"Bonferroni."とある．これは**ボンフェローニの補正**といわれる多重比較法である★．これに関しても，表の"有意確率"を見ると，すべての組み合わせで有意な差があるとわかる．

> **CHECK !**
> ★図 7-4〔→p. 128〕に記載した手法は，すべて妥当な多重比較法である．

表 7-9　多重比較法の結果例

			平均値の差	標準誤差	有意確率†	差の 95% 信頼区間 下限	上限
1ヵ月後	v.s.	2ヵ月後	26.5	7.4	0.03	3.4	49.6
		3ヵ月後	45	7.8	0.00	20.5	69.5
2ヵ月後	v.s.	1ヵ月後	−26.5	7.4	0.03	−49.6	−3.4
		3ヵ月後	18.5	3.8	0.01	6.5	30.5
3ヵ月後	v.s.	1ヵ月後	−45	7.8	0.00	−69.5	−20.5
		2ヵ月後	−18.5	3.8	0.01	−30.5	−6.5

†多重比較の調整: Bonferroni.

④　グラフ，表

グラフは，視覚的に理解を平易にする有効な表現である．差の検定と同様に，分散分析でもエラーバーはよく使われ，ノンパラメトリック検定では箱ひげ図を使用する（図 7-5）．ただし，分散分析（パラメトリック検定）のときであっても，箱ひげ図を使用しても問題はない．

グラフは視覚的に理解しやすい反面，表示の仕方によっては誤解を招くことがある．とくに，複数のグラフを提示されているときは，縦軸のスケールが統一されているか注意する．

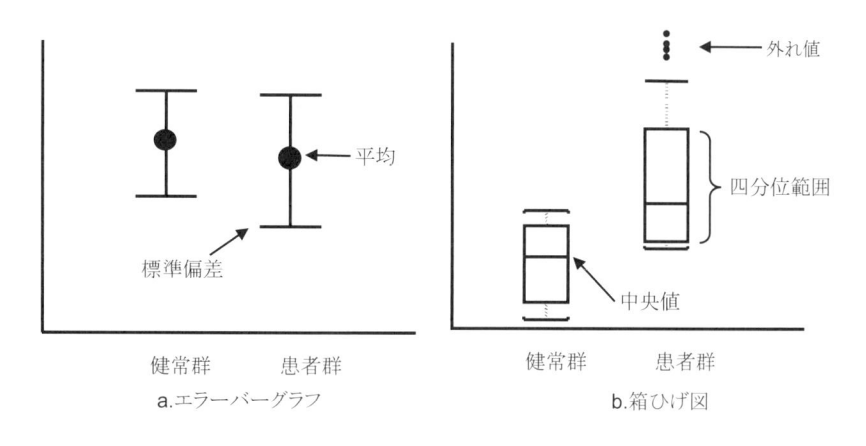

図 7-5 エラーバーグラフと箱ひげ図

⑤ 欠損値, 脱落例, 外れ値の扱い

　欠損値, 脱落例については, そうした対象をどのように扱ったかが明記されているか確認する. 外れ値を除外した場合, バイアスが発生する恐れもある. また除外した場合, その特性を考慮して結果が解釈されているかも重要である.

⑥ 信頼区間の提示

　標本ごと, 変数ごとの信頼区間〔→第5章〕については分散分析の結果で出力される. これは, パラメトリック検定で算出できる統計値である. **表 7-8** では, 比較する標本どうしの平均差の 95％信頼区間を記載している. 実際の差の信頼区間は, 多重比較法の結果で出力されるはずである (**表 7-9**). これは, 比較する標本どうしの平均差の 95％信頼区間である. ただし, 統計ソフトによっては出力されないこともある.

§7.2 分散分析を読む　135

⑦ β，検出力の問題

検出力（$1-\beta$）は，母平均に差があるときの検定で差があると正しく判定する確率である．検出力が論文に記載されているケースは滅多にない．また，初学者がそれを理解するには非常に難しい．もし記載されているとすれば，$1-\beta$ が 0.8 や 0.95 となっているかを確認する程度で十分である．

⑧ サンプルサイズ

★G*power：
http://www.psycho.
uni-duesseldorf.de/
abteilungen/aap/gpower3/download-and-register

分散分析での必要となるサンプルサイズ（n）を計算することは難しい．サンプルサイズの計算には，G*Power などのフリーソフト★を利用することができる．簡単には**表 6-4**〔→p.112〕を参考にして考えるとよいだろう．もし事前に計画的に進められて，必要となる数を満たしているなら，有意な差がなかったときに強く主張できる．

⑨ 効果量

効果量はデータの単位，n の大きさに左右されない標準化された差の程度を表す．この計算には，上述の G*Power が便利である．数値の判断基準については第6章の**表 6-5**〔→p.113〕を参照されたい．

分散分析の効果量は計算がなかなか面倒であり，また要因全体の効果量として計算されるので実感がわきにくい．対応のある差の t 検定や，2標本 t 検定などで代用して算出した効果量を解釈したほうが理解しやすい．

⑩ 交絡

交絡は，背後に存在する原因と結果への影響因子である．分散分析では，交絡要因を共変量として組み込んで解析できる**共分散分析 analysis of covariance ANCOVA** という手法がある．もし，共分散分析という手法が使われていたなら，交絡を考慮した分散分析ということになる．

★石村貞夫, 石村光資郎:『入門はじめての分散分析と多重比較』. 東京図書, 2008.

本書では, ANCOVA についての詳しい解説は省略するので, 文献★などを参考にされたい.

⑪ ソフトウェア

使用した統計ソフトによっては, 同じデータでもわずかに値が異なることがある. また, ソフトのバージョンによっても検定結果の値が異なることもあるし, 表示される用語が異なることもある. したがって, ソフトの名称, バージョンが明記されているかを確認する.

- 論文に記載された検定の確認は表 7-7 に従って確認する.

§7.3 第7章のまとめ

本章では, 論文に記載されている分散分析の基礎的な内容を解説した.

分散分析は要因の組み合わせによって, かなり複雑なものもあり, 本章に記載したものがすべてではない.

いきなりフローチャートを頼りにするよりは, 自らのとったデータを表にして, 適用となる手法を選ぶようにすると理解しやすい.

第8章 統計的解析を読む 相関編

- 相関の意味を知る
- 相関係数を解釈できる
- 相関係数の手法の選択方法を知る

§8.1 相関と回帰の違い

相関 correlation と回帰分析 regression analysis は，統計的解析の中でも，利用される頻度は高く，その適用も周知されているであろう（図 8-1）．

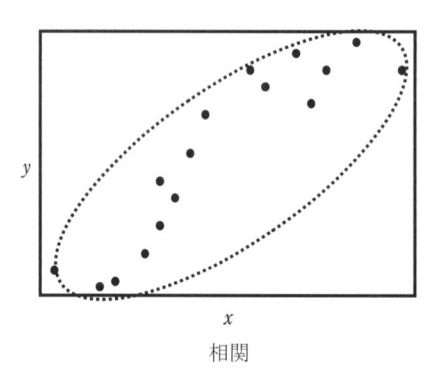

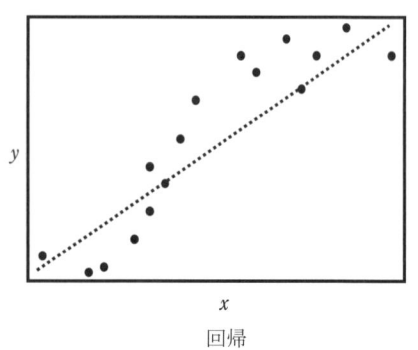

相関
y と x の両者がどれだけ直線的かを調べる

回帰
x から y を予測する式を作る，または x が y に及ぼす一方的な影響度を知る

図 8-1 相関と回帰

相関と回帰は計算的な理論こそ似ているが，意味合いは少し異なる．

- 相関：y と x の2変数がどれくらい直線づけられるか．
- 回帰：x から y を予測する式を作る．または，x が y に及ぼす一方的な影響度を調べる．

相関は2変数の関係を知るという意味だが，回帰は原因（x）が結果（y）に及ぼす影響を知るような，因果関係を仮定する点で異なる．

相関と回帰には，表8-1 のような手法がある．相関と回帰は，あらゆる研究デザインで用いられる．解釈も簡単ではあるが，思わぬ問題が潜むこともあるので，その解釈には注意を要する．

表8-1 相関・回帰分析の手法一覧

	パラメトリック法（検定）	ノンパラメトリック法（検定）
相関（2変数）	ピアソン Pearson の相関係数	スペアマン Spearman の順位相関係数
相関（3変数以上）	偏相関係数 †	
回帰（2変数）	単回帰分析 †	
回帰（3変数以上）	重回帰分析 †	

†ノンパラメトリック法が存在しないわけではないが，汎用の統計ソフトでは，ほとんどがプログラムされていない

① 相関係数

相関は2変数の間の直線関係の強さを見る**相関係数　correlation coefficient** で表すことができる．相関係数には，

2種類の相関係数▶

- ピアソンの相関係数　Pearson's product moment correlation coefficient
  ▷ ピアソンの積率相関係数，相関係数と呼ぶこともある．r と略す．
  ▷ パラメトリック法である．

- スペアマンの順位相関係数　Spearman's rank correlation coefficient

> または単に順位相関係数と呼ぶ．ρ または rs と略す．
> ノンパラメトリック法である．

がある．

どちらの相関係数でも，一方が大きくなるにつれて他方も大きくなるという正の相関から，まったく相関がないという無相関，一方が小さくなるにつれて他方は大きくなるという負の相関まで，<u>-1〜1 の範囲をとる</u>（図 8-2）．相関がないときは 0 となる．

ピアソンの相関係数とスペアマンの順位相関係数の使い分けは単純で，図 8-3 に従って選択する．

図 8-2 相関係数

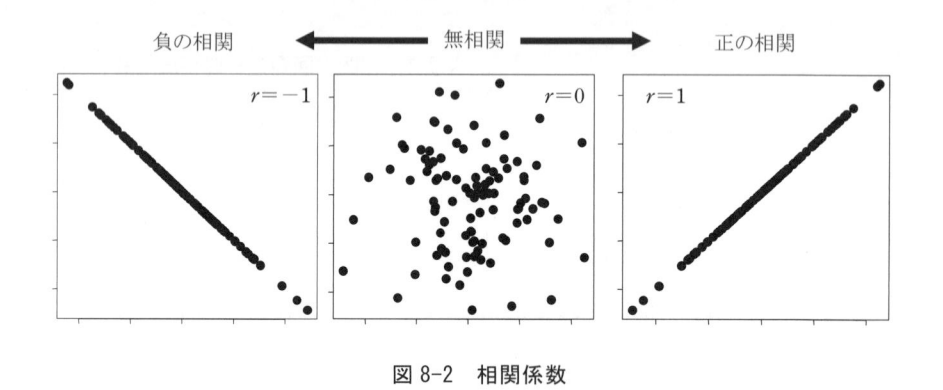

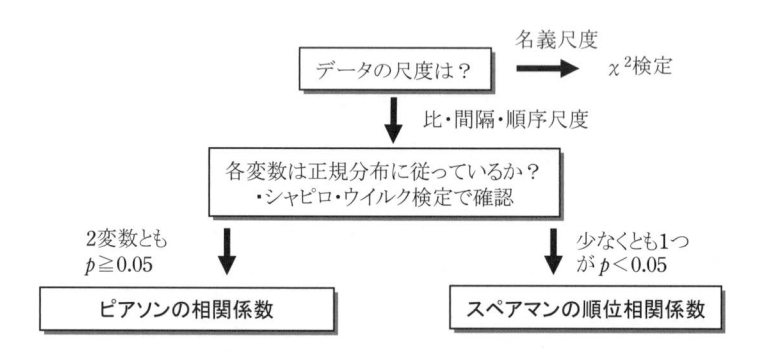

図 8-3 2 変数の相関係数

② 偏相関係数

偏相関係数 partial correlation coefficient は, x, y, z という3つの変数があった場合, 1つの変数の影響を除いた残り2変数の相関係数を求めるものである. たとえば,

- 握力と身長の相関が高かったとする.
- 一般的には, 握力と体重の相関係数が高い.
- しかし, 身長と体重の相関も高かったために, 握力と身長の相関が高くなってしまった.

これは2つの変数の相関が, 背後に潜む変数の影響によって高いように見えた**疑似相関 spurious correlation**（見かけの相関とも呼ぶ）の例である（図8-4）. 本当に, 握力と身長に相関があるのかを知るためには, 身長の影響をとり除いた握力と体重の相関係数を求める必要がある. そのようなときに偏相関係数を求める.

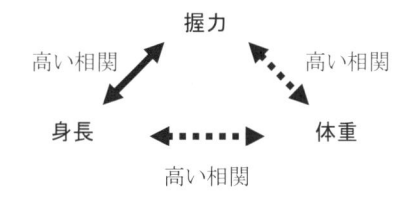

図 8-4 疑似相関

影響をとり除きたい変数（この例では身長）を**制御変数**という. 制御変数は**交絡**となっている可能性もある. つまり, 偏相関係数は交絡の発見, 交絡因子の影響除外という目的で使われる手法である. なお, 順位相関係数に対応した**偏順位相関係数 partial rank correlation coefficient** と呼ばれるものもあるが, プログラムされている統計ソフトは少ない★.

CHECK !
★データを同順位補正した順位データに変更すれば, 通常の偏相関係数で求めることができる. 同順位補正は Excel などでも作成可能である.

§8.1 相関と回帰の違い

③ 回帰

　回帰分析は原因と思われる変数 x と，結果と思われる変数 y があるとき，これらの回帰式（線形回帰式またはモデル式ともいう）である1次式 $y=a+bx$ を作る手法である．回帰については次章を参照されたい．

④ 重回帰分析

　重回帰分析は，x が2つ以上存在する場合の回帰である．これも次章で解説する．

- 論文に記載された検定の確認は表 8-1 に従って確認する．

§8.2　相関を読む

　相関の確認事項は表 8-2 を参照する．

方　法

　……　統計解析は，まず，立位体前屈，上肢長，下肢長，左右の膝関節伸展位における股関節屈曲角度について，男女差について差の検定を適用した．次に，立位体前屈とその他の変数で関連度をみるために，相関係数を求めた．そして，立位体前屈に影響する変数を決定する目的で，重回帰分析を適用した．

　これらの検定に先立って，データが正規分布に従うかをシャピロ・ウイルク検定で確認した．すべての検定における有意水準は $p=0.05$ とした．すべての統計解析のために，SPSS12.0J（SPSS Japan）を用いた．

再び，ここで例文を挙げる．通常は，「方法」の後半部分に，統計的解析に関する記載がある．大部分は，「○○と××の関係について相関係数を求めた」などの記載である．

表 8-2　統計的解析のチェックポイント

1) 解析の目的
   何のために解析しているか

2) 検定手法
   検定手法は適切に選ばれているか

3) 記述統計，情報記載
   データ，統計解析結果の情報量は十分か

4) グラフ，表
   必要な図や表の提示

5) 欠損値，脱落例，外れ値の扱い
   欠損値，脱落例，外れ値についての扱いは妥当か

6) 信頼区間の提示
   信頼区間は提示されているか．ノンパラメトリック検定のときは求められない

7) β（第Ⅱ種の誤り），検出力の問題
   検出力が考慮されているか（滅多に書かれていない．必須条件ではない）

8) サンプルサイズ
   標本の大きさは計画されているか

9) 効果量
   エフェクトサイズは計算されているか．もしくは，必要な情報が提示されているか

10) 交絡
    結果に影響する交絡の検討は必要か（記載がなければ，考慮していない）

11) 統計ソフト
    使用した統計ソフト名，バージョンの記載

① 解析の目的

何を知るために相関係数を求めているか，を押さえる．この読みとりは比較的簡単である．例文では，「立位体前屈とその他の変数で関連度をみるた

めに，相関係数を求めた」とある．相関を求める必要については，論文の導入にある「はじめに」，「緒言」などの項に書かれているはずである．

② 検定手法

具体的な検定手法の記載は必要である．少なくとも，**表 8-1** に掲載したような手法名が書かれているかを確認する．

検定手法の選択には，ある程度決まったルールがある．前節または**図 8-3**を参照し，適切に手法が選択されているかチェックする．

1）パラメトリック検定とノンパラメトリック検定の判断

パラメトリック検定とノンパラメトリック検定の選択〔→第5章〕を誤っていないか，を確認する．

2）標本の数

相関の場合，標本の数に関する問題はない．

③ 記述統計値，情報

いままでの内容と重複することだが，記述統計値や検定結果の情報は「結果」に記載されている．例文の「結果」を次頁に挙げておく．

相関の場合に提示すべき情報量としては，

必要な情報 ▶
- 各変数・標本の平均
- 各変数・標本の標準偏差（SD）
- 各変数・標本の大きさ（n）
- 相関係数（r または ρ [rs]）
- 相関係数の 95％ または 99％ 信頼区間（統計ソフトで出力された場合）
- 有意確率（p）

が必要である．この他に，

- 統計量（t 値など）
- 自由度（df）

なども提示されるだろう．統計ソフトによって出力された結果を，そのまま表で掲載する場合もある（表 8-3）．

結　果

……　すべての変数について，シャピロ・ウイルク検定を行った結果，正規分布に従うことを確認した．そこで，ピアソンの相関係数を求めた．

立位体前屈と上肢長，下肢長，柔軟性との相関係数を求めたところ，立位体前屈とは，柔軟性との間にのみ有意な相関を認めた（$r=0.643$；$p<0.01$）．

表 8-3　相関係数の出力例（相関係数表）

	立位体前屈	上肢長	下肢長	柔軟性
立位体前屈（cm）	1.00	−0.02	−0.06	0.64**
上肢長（cm）		1.00	0.93**	0.41**
下肢長（cm）			1.00	0.36**
柔軟性（度）				1.00

柔軟性＝左右の膝関節伸展位における股関節屈曲角度の平均　　　** $p<0.01$

複数の相関係数を求めたときは，相関係数表が提示されているはずである．また，文章中に数値を羅列されるよりは見やすい．個々の変数間の相関係数を観察して疑似相関の発見もできる．

④ グラフ，表

グラフは，**散布図**（**図 8-5**）が用いられるはずである．また，複数変数の関係を見るために**散布図行列**（**図 8-6**）を提示することもある．

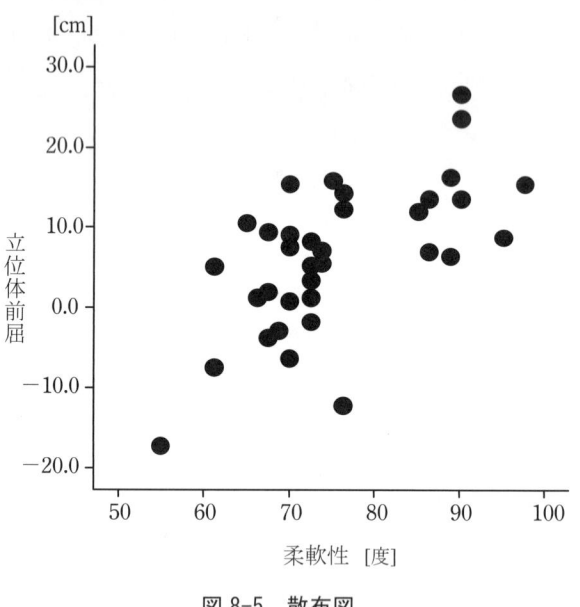

図 8-5 散布図

こうしたグラフは，相関係数の数値だけを与えられるよりも，視覚的に把握しやすい．さらには3変数の関係を3次元プロットした散布図（**図 8-7**）も役立つ．3次元プロットの散布図は，グラフとして論文に掲載するというよりも，データ解析の段階で統計ソフト上で角度を変えてデータの関係を観察するときに威力を発揮する．

散布図を見るときの注意としては，**図 8-8** を見ていただきたい．

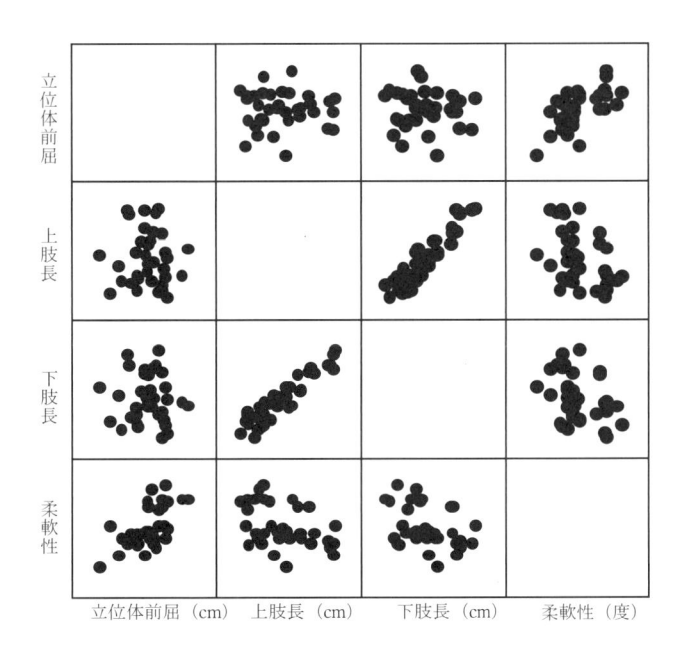

図 8-6　散布図行列

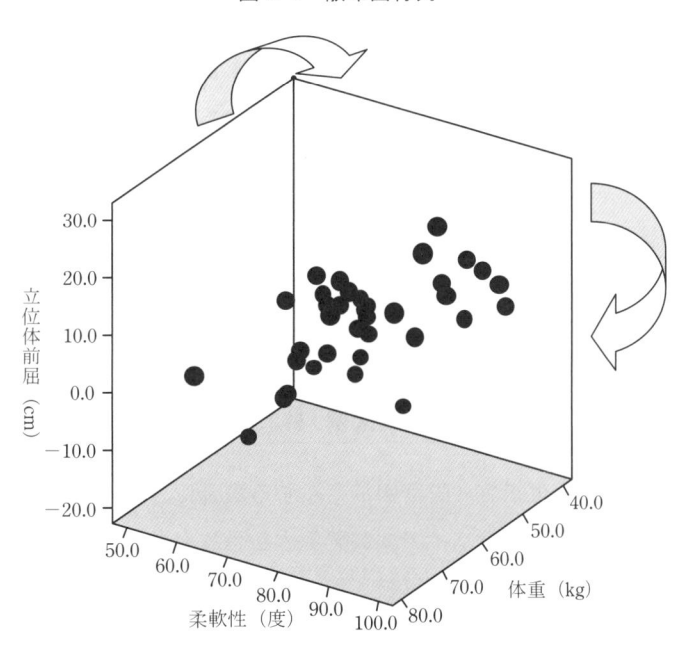

図 8-7　3次元プロットの散布図
角度を変化させて観察できる

§ 8.2　相関を読む　147

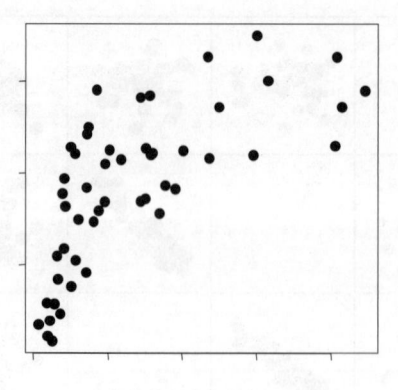

a. 曲線的な増加がないか？
→スペアマンの順位相関係数を適用する

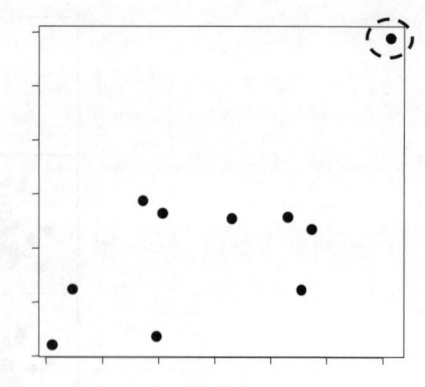

b. 外れた値がないか？
→ピアソンの相関係数は大きく変化する

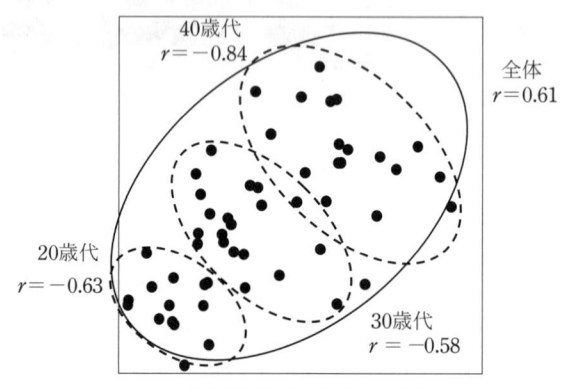

c. 混合標本となっていないか？
→全体でみると正の相関だが，年代別にみると負の相関となる

図 8-8　散布図の観察例

⑤ 欠損値，脱落例，外れ値の扱い

　欠損値，脱落例が存在する場合は，その扱いを確認する．外れ値を除外した場合，バイアスが発生する恐れもある．また除外した場合，その特性を考慮して結果が解釈されているかも重要である．

⑥ 信頼区間の提示

信頼区間〔→第5章〕については相関の結果で出力される統計ソフトもある．もし出力されるなら，記載しておくべきである．これは，ピアソンの相関係数（パラメトリック法）で算出される統計値である．

⑦ β，検出力の問題

検出力（$1-\beta$）が記載されているとすれば，$1-\beta$ が 0.8 や 0.95 となっているかを確認する程度で十分である．

⑧ サンプルサイズ

相関係数を求める際に必要となるサンプルサイズ（n）の計算には，G*Power などのフリーソフト★を利用することができる．簡単には**表 6-4**〔→p.112〕を参照する．もしこの例数未満で，有意な相関がなかったときは，例数の不足を疑わなければならない．

★G*power：
http://www.psycho.uni-duesseldorf.de/abteilungen/aap/gpower3/download-and-register

⑨ 効果量

効果量は，相関係数 r または ρ [rs] そのままの値である．**表 6-5**〔→p.113〕では小が 0.1，中が 0.3，大が 0.5 となっている．相関係数の効果量の判定は，いろいろと考案されている．とくに知識がないときは，**表 6-5** に従えばよい．

そのまえに，相関係数の読み方の正しい解釈を補足しておく．相関係数を求めたら，

相関係数解釈の注意点▶
- 相関係数の検定で有意な相関（$p<0.05$）がなければならない．
- 有意であった後に，初めて相関係数の値の解釈ができる．

となる（図 8-9）．

§8.2 相関を読む　149

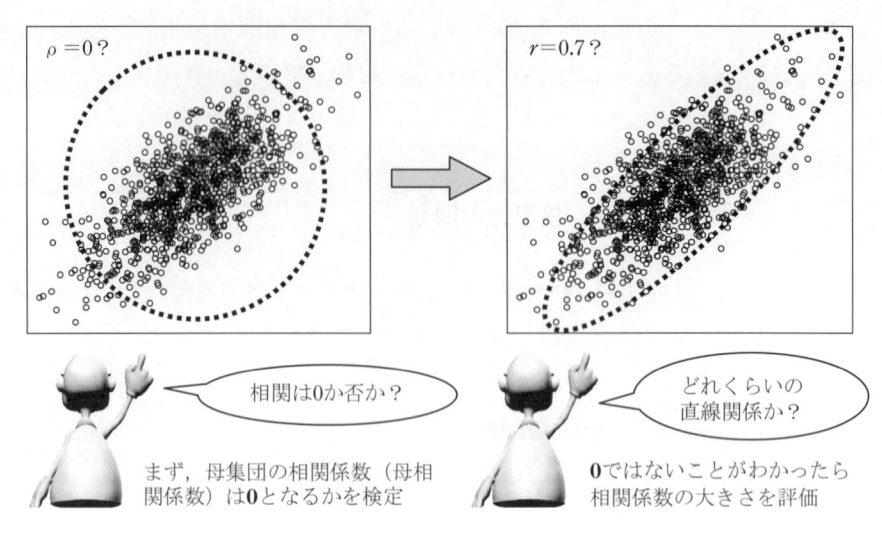

図 8-9　相関係数の解釈

　相関係数の検定で有意な相関が認められたなら，以下の規準で解釈する．これは，相関係数の大きさの評価なので，上述した効果量の判定と重複する．表 6-5〔→p.113〕に従ってもよいし，下の判断基準を効果量として考えて判断してもよい．

- $|r|=1.0〜0.7$　→　かなり強い相関がある
- $|r|=0.7〜0.4$　→　かなり相関がある
- $|r|=0.4〜0.2$　→　やや相関がある
- $|r|<0.2$　→　ほとんどなし

※なお，これはあくまで目安であり絶対的な指標ではないことを断っておく．ρ [rs] についても同様である．

⑩ 交絡

背後に存在する原因と結果への影響因子である交絡を考慮するときは，偏相関係数を利用する．もし，論文中に偏相関係数が記載されているなら，2変数の関係に対して交絡を仮定していることになる．交絡（偏相関係数でいうところの制御変数）は1つのときもあれば2つ以上のときもある．著者がどのような考えで偏相関係数を求めたか，偏相関係数の結果をどのように考えているか，などを読みとればよいだろう．

⑪ ソフトウェア

使用したソフトの名称，バージョンが明記されているかを確認する．

- 論文に記載された検定の確認は表8-1に従って確認する．

Column 差の検定と相関係数の比較～有意確率と効果量について

差の検定では，差の検定で有意であった後に効果量で差の程度を考えた．
相関係数も同様に，相関係数の検定で有意であった後に効果量（すなわち r や ρ [rs]）で相関の程度を考える，という手順である．

§8.3　第8章のまとめ

★石村貞夫，石村光資郎：『入門はじめての分散分析と多重比較』．東京図書，2008．

★対馬栄輝：『SPSSで学ぶ医療系データ解析』．東京図書，2007．

　本章では，論文に記載されている相関の基礎的な内容を解説した．相関は直感的にもわかりやすい反面，解釈するには交絡の影響があって，大きな間違いをひき起こしかねない．その解読には慎重を要することも肝に銘じていただきたい．

　なお理論の詳細については，左の参考文献などを参考にされたい．

第9章 統計的解析を読む 回帰分析編

・回帰分析の意味を理解する
・回帰分析の結果の解釈手順を知る

§9.1 回帰分析とは

前章でもとり上げた**回帰分析** regression analysis を解説する．再び回帰分析とは，

- x から y を予測する式を作る．
- x が y に及ぼす一方的な影響度を調べる．

という目的で行う．回帰分析は原因（x）が結果（y）に及ぼす影響を知るような，因果関係を仮定する特徴がある．相関とは非常に似通った意味があるので，その違いを第8章で確認しておこう．

回帰分析には，表9-1の下半分のような手法がある．回帰分析と相関は，あらゆる研究デザインで用いられる．これらは適用も解釈も簡単なように思えるが，思わぬ落とし穴が潜むこともあるので注意を要する．

表 9-1　相関・回帰分析の手法一覧（表 8-1 再掲）

	パラメトリック法(検定)	ノンパラメトリック法(検定)
相関（2 変数）	ピアソン Pearson の相関係数	スペアマン Spearman の順位相関係数
相関（3 変数以上）	偏相関係数 †	
回帰（2 変数）	単回帰分析 †	
回帰（3 変数以上）	重回帰分析 †	

†ノンパラメトリック法が存在しないわけではないが，汎用の統計ソフトでは，ほとんどがプログラムされていない

① 単回帰分析

（単）回帰分析は，原因と思われる変数 x と，結果と思われる変数 y があるとき，これらの関係を，回帰式（線形回帰式またはモデル式ともいう）

● $y = a + bx$

で表す手法である．

　a を定数，b を回帰係数 regression coefficient と呼ぶ．
　y は目的変数 object variable とか従属変数 dependent variable と呼ばれる．x は説明変数 explanatory variable とか独立変数 independent variable と呼ばれる．独立変数 x を"柔軟性"，従属変数 y を"立位体前屈"として分析した例を図 9-1 に挙げる．

　2 つの変数の関係を 1 次式にするために直線回帰とも呼ばれる．

　理論的には回帰分析はパラメトリックな手法であり，正規分布に従うデータでなければならない．当然，ノンパラメトリック回帰分析という手法もある．しかし現在，ノンパラメトリック回帰分析をプログラムしている統計ソフトは少ない現状である．また，その使用例があまり普及していない欠点もある．したがって，回帰分析に関してはデータの分布を問わずに適用する場合が多い．

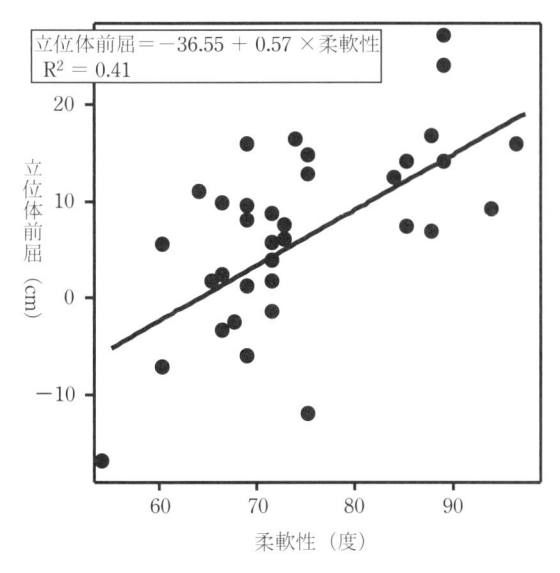

図 9-1　散布図と回帰直線

　ノンパラメトリックではないが，散布図を描いたときにデータの並びが直線的とは考えられないために，直線ではなく2次曲線や3次曲線，または対数・指数曲線などのほうが適合するだろうと考えて**曲線回帰**を選ぶ方法もある．

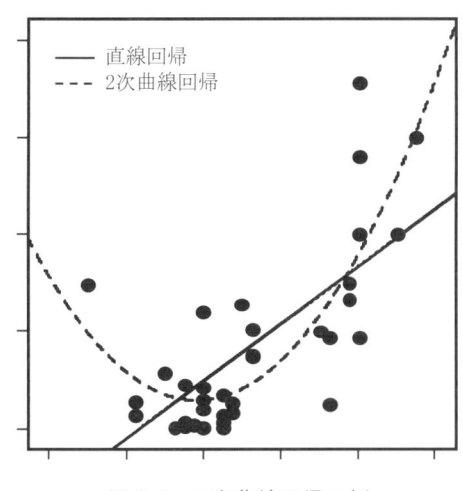

図 9-2　2次曲線回帰の例

§9.1　回帰分析とは　155

図9-2は2次曲線回帰の例である．直線回帰と曲線回帰のどちらが適しているか迷うときは，R^2〔→p.168〕の大きさを比べて，大きいほうを採用することもある．ただし，どれくらい大きければ採用できるという基準がないので，判断には注意を要する．

② 重回帰分析

重回帰分析 multiple regression analysis は，<u>独立変数 x が2つ以上存在する場合の回帰分析</u>である．

つまり，

- $y = a + b_1 x_1 + b_2 x_2 + b_3 x_3 + \cdots$

という重回帰式で表す．重回帰分析では，b_1，b_2，b_3，…を**偏回帰係数 partial regression coefficient** と呼ぶ．

重回帰分析を理解するために，1つの例を挙げる．健常な20歳以上の成人を対象に，50mを走る速さを予測したいとする．いいかえれば，走る速さに影響する要因を検討したいとする．ここで，影響すると思われる以下の要因を測定したとする．

- スクワット（しゃがんで再び立ち上がる運動）の回数
- 膝伸展筋力（膝を伸ばす力）
- 反復横跳び回数（瞬発力）

走る速さには，スクワットの回数や膝伸展筋力が重要であろう．また，反復横跳び回数も重要だと考える．どれが最も関係あるかを知るために，走る速さと，スクワットの回数，膝伸展筋力，反復横跳び回数，……について，個別に単回帰分析を行い，影響度を調べた．

走る速さを従属変数として，それぞれ，

単回帰式
の場合▶
① 走る速さ＝$a+b×$スクワットの回数
② 走る速さ＝$a+b×$膝伸展筋力
③ 走る速さ＝$a+b×$反復横跳び回数

という回帰式を作る．①〜③のうち，どの回帰式が有効かを比較するためには，変数の単位に依存しない**標準回帰係数 standardized regression coefficient** の大きさを比べる．

ここで，用語の整理をしておく．

● 回帰係数
  ➢ 回帰式 $y=a+bx$ の "b" の値そのものである．

● 標準回帰係数
  ➢ 変数 x, y を平均 0，分散が 1（標準偏差が 1）となるように標準化して回帰分析を行ったときの回帰係数である．したがって，変数の単位に依存しない．ゆえに，異なる独立変数どうしの影響の大きさを比べることができる．

ということで，標準回帰係数をみれば，それぞれの変数の影響度合いを比較できる．

CHECK !
★まれに−1よりも小さく，1よりも大きくなるときがある．そのときは，−1 または 1 と考えればよい．

● 標準回帰係数は，負の関係 −1 〜 正の関係 1 の範囲をとる★．y に対する x の影響がまったくなければ 0 になる．相関係数と同じように解釈する．

ということから，①〜③のうち，最も標準回帰係数の絶対値の大きい独立変数を有効だと決めたい．

ところで，スクワットの回数や膝伸展筋力，反復横跳び回数という変数は，それぞれが非常に似通っている変数だと考えられる．つまり，互いに相関が高い（似通っている）はずであり，互いに共通の成分をもっていることになる．

§9.1 回帰分析とは

つまり①の式は，

単回帰式の成分が共通する場合▶

- 走る速さ＝$a+b$×（スクワットの回数＋<u>膝伸展筋力と似通った成分</u>＋<u>反復横跳び回数と似通った成分</u>）

となっており，②の式では，

- 走る速さ＝$a+b$×（膝伸展筋力＋<u>スクワットの回数と似通った成分</u>＋<u>反復横跳び回数と似通った成分</u>）

となっている可能性がある（図 9-3a）．もちろん，③についても同様であるが，ここでは割愛する．重回帰分析で①と②を同時に組み入れた回帰式を作ると，共通の成分はとり除かれ，それぞれ純粋な成分の影響度合いが求まるメリットがある（図 9-3b）．

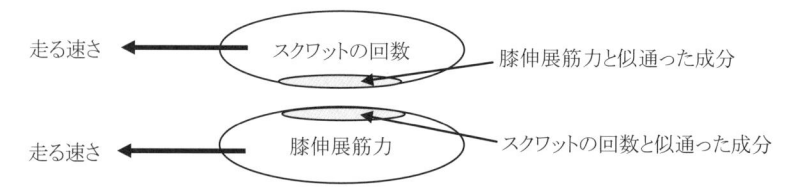

a. 回帰式を 2 つ作る場合

スクワットの回数＝(純粋なスクワットの回数)＋(膝伸展筋力と似通った成分) で成り立つ．他方，膝伸展筋力＝(純粋な膝伸展筋力の成分)＋(スクワットの回数と似通った成分) で成り立つ，と考える．

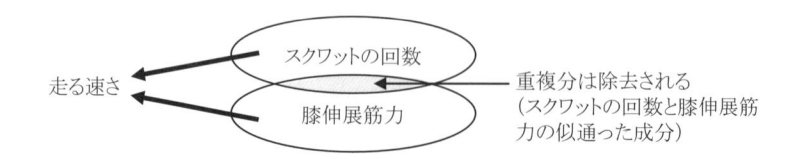

b. 重回帰式を作る場合

走る速さに対して，重複分は除外されて，純粋なスクワットの回数の影響度合いと純粋な膝伸展筋力の影響度合いが求まる．

図 9-3　単回帰式と重回帰式の違い

つまり，回帰分析を行うとき，他の独立変数の関係も考慮したいというときは，重回帰分析を適用する．

回帰分析と重回帰分析の違いは，

A: 走る速さに対する，膝伸展筋力の影響を知りたい　→　回帰分析

B_1: その膝伸展筋力は，スクワットの回数，反復横跳び回数とも関連するだろう．
　　➢ スクワットの回数には膝伸展筋力と違う持久力の意味もある．
　　➢ 反復横跳び回数には瞬発力という意味もある．

B_2: 走る速さに対して，膝伸展筋力の他に，持久力や瞬発力も考慮したい．

B_3: 走る速さに対して，膝伸展筋力，スクワットの回数，反復横跳び回数の影響を知りたい　→　重回帰分析

という解析目的の違いによって決まる．もちろん，単純に膝伸展筋力の影響を知りたいというのであれば，回帰分析でよい．

上記に従えば，

④　走る速さ $= a + b_1 \times$ スクワットの回数 $+ b_2 \times$ 膝伸展筋力 $+ b_3 \times$ 反復横跳び

という重回帰式が作られる．

重回帰分析における独立変数の影響度合いは，変数の単位に依存しない**標準偏回帰係数 standardized partial regression coefficient** で解読できる．標準偏回帰係数は，上述した標準回帰係数と同様，負の関係から正の関係に対応して，$-1 \sim 1$ の範囲をとる★．y に対する x の影響がまったくなければ 0 になるという，相関係数と同じ解釈になる．

重回帰分析では独立変数どうしのお互いの共通成分を除外して，独立変数それぞれの純粋な影響度合いを求めてくれる．

しかし，万能と思えるこの重回帰分析にも，以下の欠点がある．

CHECK !
★まれに -1 よりも小さく，1 よりも大きくなるときがある．そのときは，-1 または 1 と考えればよい．

重回帰分析の欠点▶

①スクワットの回数と膝伸展筋力の相関が非常に高いときには，（数理的に）共通成分が大きすぎるので重回帰式は不安定になる．→ 最初から1つの独立変数で十分．

②走る速さに関係のない変数を多数入れると，見かけ上，回帰式の精度は上がるが冗長な回帰式となってしまう．

①の問題を**多重共線性 multicollinearity** という．②は独立変数の有意ではないものを重回帰式から削除する対策が必要となる．

このようにして，重回帰式を作り，評価する知識が必要となる．

有効な変数を選択する▶

たいていのソフトには，有意となる独立変数の組み合わせを選択する，変数選択法がある．

● 変数選択法

➤ 変数増加法　forward selection method

➤ 変数減少法　backward selection method

➤ 変数増減法　stepwise method（減増法というものもある）

➤ 変数指定法（強制投入法ともいう）

➤ 総当たり法

※変数増加法，変数減少法，変数増減法をあわせて，ステップワイズ法ともいう．

ソフトには，変数増加法や変数減少法がプログラムされているときもあるが，通常は**変数増減法**（**ステップワイズ法**と呼ぶときもある）を使うのが効率的である．独立変数を1つずつ回帰式に入れていって，有意な変数を残すという手法である．これらの詳細は，文献★が参考となる．

★石村貞夫：『すぐわかる多変量解析』．東京図書，1992．

対馬栄輝：『SPSSで学ぶ医療系データ解析』．東京図書，2007．

- 回帰分析には単回帰分析と重回帰分析がある．
- 単回帰分析は $y=a+bx$ という回帰式を作る手法である．
- 重回帰分析は $y=a+b_1x_1+b_2x_2+b_3x_3+\cdots$ という重回帰式を作る手法である．
- y を従属変数，x を独立変数，a を定数，b を回帰係数と呼ぶ．重回帰分析では $b_1, b_2, b_3, \cdots$ を偏回帰係数と呼ぶ．
- 従属変数に対する独立変数の影響度合いは，標準回帰係数をみる．重回帰分析では，標準偏回帰係数をみる．
- 重回帰分析では，どのような独立変数を入れてもよいというわけはない．

Column　有意な変数だけを重回帰式に入れるべきか？

　重回帰分析には，有意な変数だけを入れて予測精度の高い回帰式を作る方法と，交絡の影響を考慮した回帰式を作る方法がある．

　精度の高い回帰式を作る方法では，有意な変数をとり入れて，有意ではない無駄な変数を省く方法がとられる．

　交絡の影響を考慮した回帰式を作る方法では，たとえば走る速さに対してスクワット回数の影響を知りたいとき，一般的に走る速さ，スクワットの回数の関係に対して年齢が交絡因子であると周知されているのであれば，スクワットの回数と年齢を投入して重回帰式を作るという方法がある．年齢は有意であっても有意でなくとも式に入る．

　どちらを選ぶかは論文の著者の考えによるものであるから，論文の目的や方法をよく読んで解釈する必要がある．

§9.2　回帰分析を読む

再び，ここで例文を挙げる．この例文は重回帰分析の例である．だいたいは「方法」の後半部分に，統計的解析に関する記載がある．大部分は，「○○と××の関係について回帰分析を行った」などと記載されている．

方　法

…… 対象は 36 例である．…… 統計解析は，まず，立位体前屈，上肢長，下肢長，左右の膝関節伸展位における股関節屈曲角度について，男女差について差の検定を適用した．次に，立位体前屈とその他の変数で関連度をみるために，相関係数を求めた．そして，立位体前屈に影響する変数を決定する目的で，立位体前屈を従属変数，その他の項目を独立変数としたステップワイズ法による重回帰分析を適用した．

これらの検定に先立って，データが正規分布に従うかをシャピロ・ウイルク検定で確認した．すべての検定における有意水準は $p = 0.05$ とした．すべての統計解析のために，SPSS12.0J（SPSS Japan）を用いた．

回帰分析の確認事項は**表 9-2** を参照する．

表 9-2 統計的解析のチェックポイント

1) 解析の目的
   何のために解析しているか

2) 検定手法
   検定手法は適切に選ばれているか

3) 記述統計，情報記載
   データ，統計解析結果の情報量は十分か

4) グラフ・表
   必要な図や表の提示

5) 欠損値，脱落例，外れ値の扱い
   欠損値，脱落例，外れ値についての扱いは妥当か

6) 信頼区間の提示
   信頼区間は提示されているか．ノンパラメトリック検定のときは求められない

7) β（第Ⅱ種の誤り），検出力の問題
   検出力が考慮されているか（滅多に書かれていない．必須条件ではない）

8) サンプルサイズ
   標本の大きさは計画されているか

9) 効果量
   エフェクトサイズは計算されているか．もしくは，必要な情報が提示されているか

10) 交絡
    結果に影響する交絡の検討は必要か（記載がなければ，考慮していない）

11) 統計ソフト
    使用した統計ソフト名，バージョンの記載

１　解析の目的

　何を知るために回帰分析を行っているか，を押さえる．この読みとりは簡単である．例文では，「立位体前屈に影響する変数を決定する目的で，立位体前屈を従属変数，その他の項目を独立変数としたステップワイズ法による重回帰分析を適用した」とある．回帰分析を行う必要性については，論文の導入にある「はじめに」，「緒言」などの項に書かれているはずである．

回帰分析を行うときは，おおかた**因果関係**が想定されている．原因（x）→結果（y）という関係である．因果関係は，

- 時間的先行性
- 変数間の結びつきの強さ
- 普遍性
- 整合性

が要求される．回帰分析では，計算によって"変数間の結びつきの強さ"を調べるにすぎない．上記の因果関係の条件を満たしつつ，回帰分析が適用・解釈されているか確認する必要がある．

② 検定手法

　具体的な検定手法の記載は必要である．少なくとも，**表 9-1** に掲載したような手法名が書かれているかを確認する．

　検定手法の選択には，従属変数に対して 1 つの独立変数を想定している場合は，単回帰分析，2 つ以上の独立変数を想定している場合は重回帰分析となる．また，単回帰分析を行ってから，改めて重回帰分析を行う例もある．

1）パラメトリック検定とノンパラメトリック検定の判断

　回帰分析はパラメトリック検定であるが，ノンパラメトリック検定に対応したソフトがあまりないゆえに，正規分布に従うか従わないかを区別しないことが多い．ゆえに，シャピロ・ウイルク検定などの正規分布に従うかを確認しなくてもよい．まれに，特殊なソフトを使ってノンパラメトリック回帰分析を行っている場合もある．

2）標本の数

　単回帰分析も重回帰分析も 1 標本の分析である．

3 記述統計値，情報

記述統計値や検定結果の情報は「結果」に記載されている．例文の「結果」を挙げておく．

結　果

……　すべての変数について，シャピロ・ウイルク検定を行った結果，正規分布に従うことを確認した．そこで，ピアソンの相関係数を求めた．

立位体前屈と上肢長，下肢長，左右の膝関節伸展位における股関節屈曲角度との相関係数を求めたところ，立位体前屈と左右の膝関節伸展位における股関節屈曲角度との間にのみ有意な相関を認めた（$r=0.643$；$p<0.01$）．

ステップワイズ法による重回帰分析の結果は**表 9-3** の通りであった．

回帰分析の場合に提示すべき情報量としては，

必要な情報▶
- 各変数・標本の平均
- 各変数・標本の標準偏差（SD）
- 各変数・標本の大きさ（n）
- 回帰係数または偏回帰係数
- 標準回帰係数または標準偏回帰係数
- 有意確率（p）

が必要である．回帰式を作るための回帰係数は β（ベータ）や b のように表記されている．単なる"回帰係数"か"標準回帰係数"か，"標準回帰係数"か"標準偏回帰係数"かを見分ける必要がある．

この他に，

- 統計量（t, F 値）
- 自由度（df）

なども提示されるだろう．表9-3のように提示されることもある．

表9-3　重回帰分析の出力例

	非標準化係数 β	標準誤差	標準化 b	t	有意確率 (p)	βの95%信頼区間 下限	上限	偏相関	VIF
定数	−74.48	15.40		−4.84	0.00	−105.80	−43.15		
柔軟性（度）	0.72	0.12	0.81	6.13	0.00	0.48	0.96	0.73	1.24
体重（kg）	0.47	0.16	0.38	2.89	0.01	0.14	0.81	0.45	1.24

ANOVA $p<0.01$；R=0.730，R^2=0.532，自由度調整済み R^2=0.504；ダービンワトソン比=1.808

　この情報を解読するには，なかなか大変である．また，すべてを解読しても有意義な情報はわずかである．基本となる解読の要点は，

情報解読のポイント▶

- 多重共線性の確認をしているか？（重回帰分析の場合）
- 変数選択法が記載されているか？（重回帰分析の場合）
- 分散分析（ANOVA）の検定結果（p）
- 各独立変数の有意確率（p）
- 標準（偏）回帰係数の大きさ
- R^2 または自由度調整済み R^2

である．回帰分析では最低，この点に留意すれば問題ない．

1）多重共線性の確認

　多重共線性とは，重回帰分析で問題となる事項である．重回帰式に，相関の高い変数（似通った変数）を組み合わせて入れたときに，標準偏回帰係数が異常に大きいまたは小さい値（±2 以上など）をとるなど，異常な値をとる．この確認手段としては，

- 重回帰式の中に，相関係数が $r>0.9$ となるような相関の高い変数の組み合わせが存在するか．

- 分散インフレ要因 variance inflation factor，VIF のような多重共線性を確認する統計量が表示されているか．

がある．これらの手順で確認しているかを読む．表 9-3 では VIF が掲載されている．VIF が 10 を超えるような値のときに多重共線性が疑われる．この例では，問題がない．

2）変数選択法が記載されているか

独立変数はどのような手順で選んだか明記していなければならない．表 9-3 では有意な変数ばかりが選ばれているが，どういった手法を使ったかわからない．

3）分散分析（ANOVA）の検定結果

表 9-3 では "ANOVA $p<0.01$" と記されてある．この検定が有意でないときは，回帰式が有意に役立つとはいえない．したがって，これ以降の判断は不要となる．なお，単回帰分析では分散分析の結果と回帰係数の検定結果は一致する．

4）各独立変数の有意性（p）

各独立変数の有意性は，表 9-3 でも記載されている．有意ではない変数が載っているときは，交絡を想定して入れたかもしれないので，本文の「対象」と「方法」をよく読む必要がある．

なお，"定数"の有意性は見る必要がない．これは，独立変数 x が 0 のときの従属変数 y の値が 0 か否かを検定するものであり，回帰直線の切片を調べている．従属変数への影響度合いとは関係がない．

§9.2 回帰分析を読む

5）標準（偏）回帰係数

　上述の単回帰分析なら標準回帰係数，重回帰分析なら標準偏回帰係数を見る．この値は，−1 に近づくほど従属変数と独立変数の負の関係を意味し，1 に近づくほど従属変数と独立変数の正の関係を表す．0 に近いときは，ほぼ影響がない．

　標準（偏）回帰係数 b の判断基準としては，相関係数の基準〔→p.150〕と同じように，

- $|b|=1.0 \sim 0.7$ → かなり強く影響する
- $|b|=0.7 \sim 0.4$ → かなり影響する
- $|b|=0.4 \sim 0.2$ → やや影響する
- $|b|<0.2$ → ほとんど影響なし

といった基準で判断するとよいだろう．−1 を下回ったり，1 を超えたりすることがあるが，そのときには−1 または 1 と考える．ただし，多重共線性のために−1 を下回ったり，1 を超えたりすることもあるので，注意を要する．

6）R^2 または自由度調整済み R^2

　大文字の R^2 は，**決定係数 coefficient of determination** というものである．これは，

- 回帰式から得られる y の予測値と y（実測値）の相関係数（r）を 2 乗した値である．

- $0 \leqq R^2 \leqq 1$ の範囲をとり，1 に近づくほど回帰式の予測精度が高いと判定する．

- R と記されているときは，**重相関係数 multiple correlation coefficient** のことであり，これも $0 \leq R \leq 1$ の範囲をとり，1 に近づくほど回帰式の予測精度が高いと判定する．

- 単純に R を 2 乗したもの R^2 なので，どちらを表示してもよい．
  > 通常は決定係数 R^2 を記載する．

判断基準としては，

- $R^2 > 0.5$
- $R > 0.7$

を満たせば，適合がよいと判断する．表 9-3 は適合がよいと判断される．

表 9-3 には，**自由度調整済み R^2（決定係数）** というものも記載されている．R も R^2 も，

- 独立変数の数が多くなると 1 に近づく．
- 標本の大きさ n が小さく，独立変数が多いと 1 に近づく．
- 独立変数の数が違う重回帰式どうしの予測精度を単純比較できない．

性質がある．そうなると，当てはまりのよさの指標として役に立たなくなる．そこで，独立変数の数によって調整した**自由度調整済み R^2** が用いられる．

n と独立変数の数 l については，さまざまな意見がある（**表 9-4**）．

表 9-4 標本の大きさ n と独立変数の数 l の関係

- $n \geq 2 \times l$ （Trapp, 1994）
- $n \geq (3 から 4) \times l$ （本多, 1993）
- $n \geq 10 \times l$ （Altman, 1999）
- $n \geq 200$ （Kline, 1994）
- 効果量(R^2)★に応じて
  0.02（小）を期待：$n \geq 392 + l$
  0.13（中）を期待：$n \geq 52 + l$
  0.26（大）を期待：$n \geq 22 + l$ （Cohen, 1988）

CHECK！
★ここの R^2 は，効果量であるが〔→表 6-5〕決定係数と同じこと．

こうなると，どの方法が適切かわからず，明確なことがいえない．Cohen（1988）の効果量大を期待するときを考えると，最低（22+l）例となる．本章の例題では 36 例なのでこの基準は満たしている．経験的にしかいえないが，$n \geq 10 \times l$（Altman, 1999）という意見が多いようである．しかし，これはあくまで最低限の基準として考え，n が多いにこしたことはない．

④ グラフ，表

回帰分析であれば，散布図（図 9-1 や図 9-2）が用いられるはずである．重回帰分析の場合は，グラフ描画は不可能である．

⑤ 欠損値，脱落例，外れ値の扱い

欠損値，脱落例が存在する場合は，その扱いを確認する．外れ値を除外した場合，バイアスが発生する恐れもある．また除外した場合，その特性を考慮して結果が解釈されているかも重要である．

⑥ 信頼区間の提示

回帰係数の信頼区間〔→第5章〕については多くのソフトで出力される．**表 9-3** にも記載されている．これは偏回帰係数の95%信頼区間★であり，解釈はいままでの信頼区間と同様である．

> CHECK！
> ★標準偏回帰係数の信頼区間ではなく，偏回帰係数の信頼区間であることが多い．

⑦ β，検出力の問題

めったに記載されることはない．検出力（1−β）が記載されているとすれば，1−β が 0.8 や 0.95 となっているかを確認する程度で十分である．

⑧ サンプルサイズ

回帰分析を行う際に必要となるサンプルサイズ（n）の計算には，G*Power などのフリーソフト★を利用する．

重回帰分析の例を挙げると，両側検定，検出力(1−β)＝0.8（80%），有意水準 p＝0.05（5%）として，

★G*power：
http://www.psycho.uni-duesseldorf.de/abteilungen/aap/gpower3/download-and-register

- 効果量：中（R^2＝0.13）を期待：63例以上
- 効果量：大（R^2＝0.26）を期待：34例以上（G*Power★を利用）

となる．効果量は**表 6-5**〔→p.113〕を参考にしている．重回帰分析では独立変数によってサンプルサイズは変化する．上記で提示したサンプルサイズは，独立変数の数が 1〜16 変数程度まで不変である．もっと大きな効果量 R^2 を期待すれば，20例前後で十分となる．

ところで，この効果量 R^2 は，先に述べた〔→p.169〕，$R^2 > 0.5$ よりも低い．また，**表 9-4** と比較しても，値の整合性がない．一般的に重回帰分析でのサンプルサイズについては，効果量を考えるより，前述〔→p.170〕した Altman の $n ≧ 10 ×$ 独立変数の数という基準が無難であると思われる．

§9.2 回帰分析を読む

⑨ 効果量

効果量は，決定係数 R^2 そのものの値である．第6章の**表 6-5**〔→p.113〕では小が 0.02，中が 0.13，大が 0.26 となっている．例題の**表 9-3**〔→p.166〕では $R^2=0.532$ なので，効果量は大きいと判断する★．

> CHECK !
> ★効果量については，"$R^2>0.5$ で適合がよい"と判断するだけでよいだろう．

相関係数と同様に，標準（偏）回帰係数の読み方についても，

- 回帰係数の検定で有意（$p<0.05$）でなければならない．
- 有意であった変数については，回帰係数の大きさの評価ができる．

となる．

⑩ 交絡

背後に存在する原因と結果への影響因子である交絡を考慮するときは，単回帰分析ではなくて，重回帰分析の適用が有効である．

⑪ ソフトウェア

使用したソフトの名称，バージョンが明記されているかを確認する．

> - 論文に記載された検定の確認は表 9-2〔→p.163〕に従って確認する．

§9.3　第9章のまとめ

　本章では，回帰分析・重回帰分析の基礎的な内容を解説した．回帰分析は相関と同様に，直感的にもわかりやすい反面，解釈するにはさまざまな注意を要し，見逃すと重大な間違いを引き起こしかねない．交絡の見逃しの影響も大きい．

　重回帰分析は交絡を考慮できる手法でもある．ただし，手あたり次第に何でも変数を入れると冗長な回帰式となってしまうため，注意が必要である．

第10章 統計的解析を読む
分割表の検定（χ^2検定）編

・分割表の検定の分類を理解する
・分割表検定の結果の解釈を知る

§10.1 分割表の検定とは

分割表 contingency table（クロス集計表とも呼ばれる）とは，表 10-1 のような表である．{男性，なし} や {女性，なし} のような1つひとつの区分（人数の記載されている部分）を**セル**と呼ぶ．

表 10-1 分割表の例

		喫煙 なし	喫煙 あり	合計
性別	男性	10	97	107
	女性	65	42	107
合計		75	139	214

数字は人数

この形式の分割表は，性別｛男性・女性｝2 行，喫煙｛なし・あり｝2 列なので 2×2 分割表とも呼ばれる．この分割表をみて「女性で喫煙なしが多く，男性で喫煙ありが多いのではないか？」と考えて，性別と喫煙の関係を見たいときは，χ^2 独立性の検定 Pearson's chi-square test という統計的手法を使う．もちろん，2 行 2 列以上に増えた場合でも，同様に χ^2 独立性の検定を適用させる．

もう 1 つ，**表 10-2** のようなアンケートに回答した人数を記録したデータがある．このデータを見て，「A 地域に住んでいる人は他よりも回答数が多いのではないか」とか，「B 地域に住んでいる人は他よりも少ないのではないか」ということを客観的に表したいときには，**χ^2 適合度検定 chi-square test for goodness of fit** という検定手法を使う．

χ^2 検定とは▶　本章では，以上の検定をまとめて**分割表の検定**，または **χ^2 検定**と呼ぶ．一般には，名義尺度のデータ（または段階数の少ない順序尺度のデータ）を対象として，2 変数の関連性を見たいときに使用する検定である．<u>名義尺度のデータを対象とするので，データが正規分布に従うかといったシャピロ・ウイルク検定は不要である</u>．

表 10-2　住所アンケート結果の例

A 地域	B 地域	C 地域	合計
50	20	23	93

数字は人数

1　χ^2 独立性の検定・適合度検定

表 10-1 のような分割表を対象として，

- 縦（行）の変数と横（列）の変数に関連があるのではないかと仮定して検定するのが，χ^2 独立性の検定である．

§10.1　分割表の検定とは　175

簡単な計算の理論については，引用文献★を参考にしてほしい．

これを統計ソフトで計算すると，ピアソンのχ^2値または単にχ^2値が出力される．このχ^2値から計算された有意確率が$p<0.05$のようなときに，<u>全セルの人数（頻度）が同程度ではなく，いずれかのセルが有意に多い・少ない</u>といった偏りをもつことになる．つまり，「女性では喫煙なしが多く，男性で喫煙ありが多い」という疑いが有意になる．

表 10-2 の場合も同様で，少なくとも 1 つのセルの人数（頻度）が多い，少ないなど，有意に偏っていればχ^2値から計算される有意確率は$p<0.05$の値となる．

χ^2独立性の検定の選択手順をフローチャートで表すと図 10-1 のようになる．とくに気をつけるところは，

- χ^2独立性の検定を行うとき，分割表全体のセル数に対して 20%以上のセルが期待値 5 未満のとき，フィッシャーの正確確率検定法で代用しなければならない．

- χ^2独立性の検定で有意だったときは，いずれかのセルの度数に偏りがあるというだけである．

  > 表 10-1 で"女性で喫煙なしが多く，男性で喫煙ありが多い"という対角部分のセルの，度数が多いまたは少ないという関係を見たいときは，さらに連関係数を求める．

である．補足解説は以下に述べる．

★石村貞夫：『すぐわかる統計処理』．東京図書，1997．

対馬栄輝：『SPSSで学ぶ医療系データ解析』．東京図書，2007．

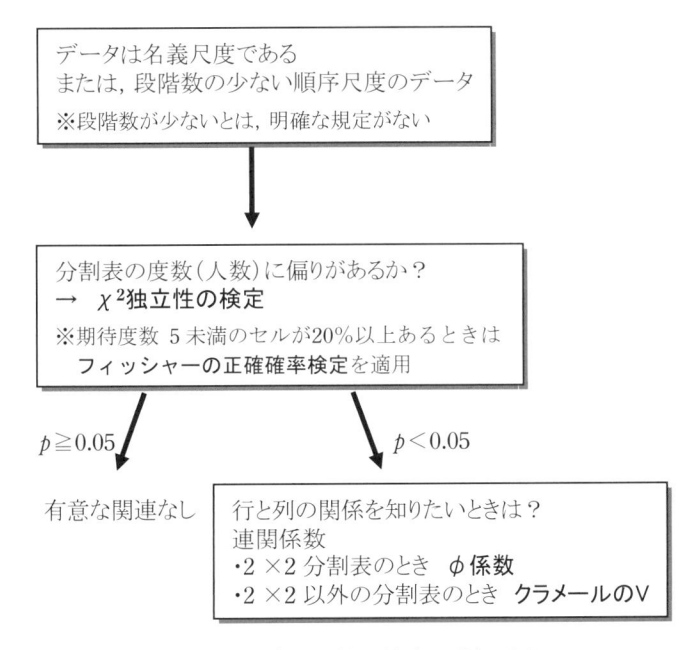

```
┌─────────────────────────────────┐
│ データは名義尺度である           │
│ または，段階数の少ない順序尺度のデータ │
│ ※段階数が少ないとは，明確な規定がない │
└─────────────────────────────────┘
                │
                ▼
┌─────────────────────────────────┐
│ 分割表の度数(人数)に偏りがあるか？ │
│ →  $\chi^2$独立性の検定          │
│ ※期待度数 5 未満のセルが20％以上あるときは │
│   **フィッシャーの正確確率検定**を適用 │
└─────────────────────────────────┘
         │                │
    $p \geqq 0.05$     $p < 0.05$
         │                │
         ▼                ▼
   有意な関連なし    ┌─────────────────────┐
                    │ 行と列の関係を知りたいときは？ │
                    │ 連関係数             │
                    │ ・2×2 分割表のとき   φ係数 │
                    │ ・2×2 以外の分割表のとき クラメールのV │
                    └─────────────────────┘
```

図 10-1 χ^2 独立性の検定の選択手順

② フィッシャーの正確確率検定・イェーツの補正

　フィッシャーの正確確率検定 **Fisher's exact test**（フィッシャーの直接確率検定，フィッシャーの直接法とも呼ぶことがある）と**イェーツの連続補正 Yate's continuity correction** は，全セル数の 20％以上のセルが期待度数 5 未満のとき★（図 10-2）に χ^2 独立性の検定の代わりに使う手法である．しかし，この計算は通常，統計ソフトが勝手に行ってくれる．

　イェーツの連続補正を行っても，フィッシャーの正確確率検定を行っても，大きな違いはないようなのでどちらを用いてもよい．最近では，ほとんどフィッシャーの正確確率検定を適用する．

CHECK !
★2×2 分割表の場合は，セルは 4 つであるから，1 つのセルが期待度数 5 未満となれば 25％が期待度数 5 未満となる．3×2 分割表であればセルは 6 つなので，2 つのセルが期待度数 5 未満となれば 33.3％が期待度数 5 未満となる．

§10.1　分割表の検定とは

	A	B	計
生存	65	15	80
死亡	30	2	32
計	95	17	112

① 最小の値を見つける．

② そのセルの $\dfrac{列合計 \times 行合計}{総合計}$ を求める．

期待値 = $\dfrac{17 \times 32}{112}$ ≒ 4.86 → **5 未満**

③ 期待値 5 未満のセルが全セルの 20％以上のときは，χ^2独立性の検定ではなく，フィッシャーの正確確率法を適用する．この例では，4 つのセルのうち，1 つが期待値 5 未満なので，25％のセルが期待値 5 未満となる．

図 10-2　期待度数の確認

　フィッシャーの正確確率検定は統計ソフトによって，2×2 分割表までしか計算されないことがある．どうしても 2×2 分割表以外の $l \times m$ 分割表（$l \geqq 2$, $m \geqq 2$）におけるフィッシャーの正確確率検定を行いたいなら，フリーの R★という統計ソフトでも計算可能である．

★The R Project for Statistical Computing : http://www.r-project.org/

③ 連関係数

　χ^2独立性の検定が，セルの偏りを検定するものであることは説明した．表 10-1 では「有意に女性では喫煙なしが多く，男性で喫煙ありが多い」と結論づけたい．しかし，ここで問題が起こる．χ^2独立性の検定で，図 10-3 のようなケースはどうだろう．

　本来，行の変数と列の変数の関連性を見たいのであれば，<u>χ^2独立性で得られた検定の有意確率 p だけで判断するには危険である</u>．図 10-3a の場合は，

ケースコントロール研究を想定している．図 10-3a の左の表に比べて右の表は，対照群を 10 倍多く集めることができた例である．対照群も症例群もまったく同じ病原菌の陽性（＋）と陰性（－）の発生率なのだが，右の表は有意な偏りがある．図 10-3b の場合はどうであろうか．左の表は，確かに生存群に治療 A が多く，死亡群に治療 B が多いといえるから，関連性があると解釈できる．ところが，右の表では死亡群の治療 B が多いだけである．こうなると，行と列変数の関連性は有意確率 p だけで単純に判断すると危険なときがある★．

CHECK !
★図 10-3a ではたしかに対照群で右の表よりも左の表が陽性：陰性の比率の開きは大きい．図 10-3 b では，たしかに治療 A に対して治療 B のほうが死亡者は多い．つまり行と列の関係をどう考えるかによるが，ここでは有意確率だけをみて，端的に関連性を断言できないという意味である．

	＋	－
対照	29	20
症例	20	29

$\chi^2=3.31$; $p=0.069$; $\phi=0.184$
有意な偏りはない

	＋	－
対照	290	200
症例	20	29

$\chi^2=6.15$; $p=0.013$; $\phi=0.107$
有意な偏りがある

a．対照と症例で陽性（＋）発生率は違わないのに有意性が変わる例
対照群の陽性（＋）と陰性（－）を 10 倍しただけの違い

	A	B
生存	50	20
死亡	20	50

$\chi^2=25.71$; $p=0.000$; $\phi=0.429$
有意な偏りがある

	A	B
生存	20	20
死亡	20	50

$\chi^2=5.05$; $p=0.025$; $\phi=0.214$
有意な偏りがある

b．1 つのセルが高い値をとると有意となる例
死亡群の治療B群だけが多いのに有意となる

図 10-3　χ^2 独立性の検定の問題

相関係数との類比▶

そこで，**連関係数 coefficient of association** というものを補助的に用いる．連関係数は分割表の行・列関連度を表す名義尺度の相関係数と考えられる．したがって連関とは，間隔尺度や比率尺度データでの"相関"，順序尺度データの"順位相関"と同義である．

§10.1　分割表の検定とは　179

連関係数にもさまざまなものがあるが，大半は，

- 2×2 分割表では，φ係数 phi coefficient
  ➢ $-1<\phi$ 係数 <1 の範囲となる．

- $l \times m$ 分割表（l, m は整数）では，**クラメールの連関係数 Cramer's measure of association**（クラメールのVとも呼ぶ）．
  ➢ $0<V<1$ の範囲となる．2×2 分割表でも求められ，その際は $V=|\phi|$ となる．

を用いる．たとえば，図 10-3b の場合では左のほうがφ係数が高くなる．

④ リスク比・オッズ比

リスク比 risk ratio とオッズ比 odds ratio は，危険率を表す指標である．計算は簡単で，表 10-3 のように行う．

表 10-3 リスク比・オッズ比の例

		疾患あり	疾患なし	合計
暴露	あり	a	b	a+b
	なし	c	d	c+d
合計		a+c	b+d	a+b+c+d

リスク比：$\dfrac{\dfrac{a}{a+b}}{\dfrac{c}{c+d}}$　　オッズ比：$\dfrac{\dfrac{a}{c}}{\dfrac{b}{d}}$

リスク比もオッズ比も 0～∞の値をとり，暴露がないときに対して暴露があったとき，その疾患は何倍起こりやすくなるかといった倍率を表す．倍率を意味するので，

- オッズ比が "1" のときは良くも悪くも影響がないことになる．

オッズ比は，変数の数値が1つ変化したときの倍率を意味する．

ところで，<u>リスク比は疾患の｛あり・なし｝の人数比率によって変化する</u>という欠点がある．したがって，

リスク比・オッズ比の使い分け▶
- リスク比は，前向き研究（コホート研究）で使用する．
- オッズ比は，横断研究や後ろ向き研究（ケースコントロール研究）で使用する．

という使い分けが必要である．

⑤ 感度・特異度

ある検査によって疾患（または正常ではない状態）の有無が判断できるかという問題について分割表を作り，**感度 sensitivity** と**特異度 specificity** を指標とすることがある．

- 感度：真に疾患を有する者を検査で陽性と正しく判定した割合
- 特異度：真に疾患を有さない者を検査で陰性と正しく判定した割合

である（表 10-4）．つまり，検査の正確度を意味する．これらを利用した，**尤度比 likelihood ratio** というものもある．

表 10-4　感度，特異度，尤度比

		疾患あり	疾患なし	合計
検査	陽性	a	b	a+b
	陰性	c	d	c+d
合計		a+c	b+d	a+b+c+d

感度：$\dfrac{a}{a+c}$　　　　特異度：$\dfrac{d}{b+d}$

陽性尤度比：$\dfrac{感度}{1-特異度}$　　陰性尤度比：$\dfrac{1-感度}{特異度}$

§10.1　分割表の検定とは

表の中で，

- 1−感度：真に疾患を有する者を検査で陰性と間違って判定した割合
- 1−特異度：真に疾患を有さない者を検査で陽性と間違って判定した割合

という意味である．尤度比には，**陽性尤度比 positive likelihood ratio** と**陰性尤度比 negative likelihood ratio** があり，それぞれの簡単な意味は，

- 陽性尤度比： 感度が高いほど，特異度が高いほど，大きくなる値
- 陰性尤度比： 感度が高いほど，特異度が高いほど，小さくなる値

である．

計算は**図 10-4** のように簡単に行える．

		疾患		計
		あり	なし	
検査	陽性	20	10	30
	陰性	10	20	30
計		30	30	60

$$陽性尤度比 = \frac{20 \times 30}{10 \times 30} = 2$$

		疾患		計
		あり	なし	
検査	陽性	20	10	30
	陰性	10	20	30
計		30	30	60

$$陰性尤度比 = \frac{10 \times 30}{20 \times 30} = 0.5$$

図 10-4 陽性尤度比，陰性尤度比の計算

検査陽性，疾患ありを必ず左上において計算

なお，尤度比にも効果量の目安がある（**表 10-5**）．

リスク比，オッズ比，感度，特異度，尤度比などの計算には，すべて出力してくれる統計ソフトもあるだろうが，それぞれの信頼区間までをも詳細に計算してくれる web ページ★があるので，活用すればよい．

★EBMの2×2表：http://homepage3.nifty.com/aihara/2x2.html

表 10-5　尤度比の効果量の目安

陽性尤度比	陰性尤度比	効果量
＞10	0.1＞	大
＞5	0.2＞	中
＞2	0.5＞	小

⑥　ROC 曲線

　分割表の検定とは異なるものであるが，感度，特異度を基準にしてある検査値の至適条件（カットオフ値）を決める手法に **ROC 曲線 receiver operating characteristic curve** というものがある（図 10-5）．

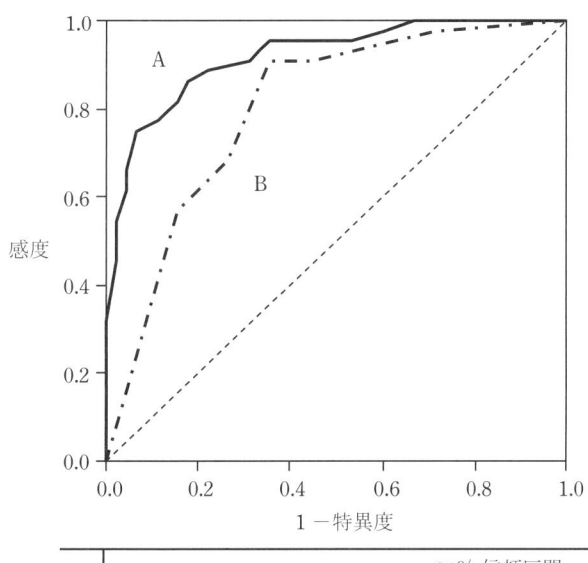

	面積	標準誤差	p	95% 信頼区間 下限	95% 信頼区間 上限
A	0.92	0.03	0.00	0.86	0.97
B	0.80	0.05	0.00	0.71	0.90

図 10-5　ROC 曲線

§10.1　分割表の検定とは　183

CHECK !
★感度と特異度が高い検査が望ましいというのは一般的な例えであり，場合によっては感度を重視したり，特異度を重視したりすることがあるので，一概にはいえない．

これは，検査 A と検査 B の ROC 曲線を描いたものである．対角点線は，面積が 0.5（感度と 1－特異度が同じ値）となるところである．望ましい性質は"感度が高く，特異度も高い"検査である★．特異度が高いということは，1－特異度が低いということなので，<u>曲線が図中の左上に近いほど，感度・特異度ともに優れている</u>ことになる．

見た目では，検査 A のほうが優れているイメージがある．これを比較するために，図中下に記載されている統計値で判断する．

ROC 曲線の読み方▶

- 面積は，曲線から右下部分の面積である．大きいほどよい．A＞B である．

- p は対角点線（面積 0.5）と比べて差があるかを検定している．A，B とも $p<0.01$．

- 95％信頼区間は，面積の 95％信頼区間である．0.5 以上となっていれば有意
  ➢ A は 0.86〜0.97 となっており，B は 0.71〜0.90 となっている．
  ➢ 面積自体は B よりも A が大きい．
  ➢ しかし 95％信頼区間は，A と B が 0.86〜0.90 の間でオーバーラップしている．
  ➢ したがって，A と B には有意な差はない．

- χ^2 検定は，名義尺度のデータ（段階数の少ない順序尺度データ）に適用する．
- χ^2 独立性の検定と χ^2 適合度検定がある．
- 全セルの 20％以上のセルが期待度数 5 未満のときは，χ^2 独立性の検定ではなくてフィッシャーの正確確率検定を適用する．

§10.2 分割表の検定を読む

分割表の検定は，名義尺度のデータでも適用できるということから，大きな制約はない．読み方の手順としては，表 10-6 を参照する．

表 10-6 統計的解析のチェックポイント

1) 解析の目的
   何のために解析しているか

2) 検定手法
   検定手法は適切に選ばれているか

3) 記述統計，情報記載
   データ，統計解析結果の情報量は十分か

4) グラフ，表
   必要な図や表の提示

5) 欠損値，脱落例，外れ値の扱い
   欠損値，脱落例，外れ値についての扱いは妥当か

6) 信頼区間の提示
   信頼区間は提示されているか．ノンパラメトリック検定のときは求められない

7) β（第Ⅱ種の誤り），検出力の問題
   検出力が考慮されているか（滅多に書かれていない．必須条件ではない）

8) サンプルサイズ
   標本の大きさは計画されているか

9) 効果量
   エフェクトサイズは計算されているか．もしくは，必要な情報が提示されているか

10) 交絡
    結果に影響する交絡の検討は必要か（記載がなければ，考慮していない）

11) 統計ソフト
    使用した統計ソフト名，バージョンの記載

例文を見ると「方法」の後半部分に，統計的解析に関する記載がある．「○○と××の関係について χ^2 独立性の検定を行った」などの記載である．

> 方　法
>
> 　…　対象は 214 例である．…　喫煙の有無と性別の関係を見るために，χ^2 独立性の検定を適用した．有意水準は $p=0.05$ とした．関連の度合いとして ϕ 係数も求めた．…　すべての検定には SPSS17.0J（SPSS Japan）を用いた．

① 解析の目的

　何を知るために χ^2 検定を行っているか，を押さえる．この読みとりは簡単である．例文では，「喫煙の有無と性別の関係を見るために，χ^2 独立性の検定を適用」となっている．χ^2 独立性の検定を行う意義については，論文の「はじめに」や「緒言」などに書かれているはずである．

② 検定手法

　具体的な検定手法の記載は必要である．少なくとも，前節に記述した手法名が書かれているかを確認する．

　検定手法の選択として，2 変数または 2 標本の関連を見るときは χ^2 独立性の検定，1 変数の頻度の偏りをみるためには χ^2 適合度検定を選んでいるはずである．

1）パラメトリック検定とノンパラメトリック検定の判断

　χ^2 検定では，名義尺度のデータが適用となり，正規分布に関する判断は不要である．

2）標本の数

　1 標本以上の分析である．

③ 記述統計値，情報

記述統計値や検定結果の情報は「結果」に記載していなければならない．例文の「結果」を挙げておく．

結　果

χ^2独立性の検定の結果は，**表 10-7** のようであった．性別｛男性，女性｝と喫煙｛あり，なし｝の 2×2 分割表も掲載した．

検定の結果，性別と喫煙の有無の関係は有意であり，連関についても，強い連関関係にあることがわかった．

表 10-7　χ^2独立性の検定の結果例

		喫煙 なし	喫煙 あり	合計
性別	男性	10	97	107
	調整済み標準化残差	−7.88	7.88	
	女性	65	42	107
	調整済み標準化残差	7.88	−7.88	
	合計	75	139	214

各セル内上段の数字は人数

$\chi^2 = 62.1 ; p < 0.01$
ϕ 係数 $= -0.539 \quad (p < 0.01)$

χ^2検定の場合に提示すべき情報量としては，

必要な情報 ▶
- 各変数・標本の大きさ（n）
- 各変数におけるカテゴリー別の頻度（人数など）
- 連関係数（ϕ，クラメールの V など）
- 有意確率（p）

§10.2　分割表の検定を読む　187

である．いままでのように平均の記載は不要である．各変数におけるカテゴリー別の人数（頻度）に関しては分割表そのものを掲載する．

このほかに，

- 統計量（χ^2値）
- 自由度（*df*）

なども提示されるだろう．表 10-7 のような結果が提示されているはずである．

この情報を解読するには，決まったパターンがある．解読の要点は，

情報解読の
ポイント▶

- χ^2検定の結果．
- 期待度数 5 未満のセルがないかチェック．
- 調整済み標準化残差による，有意に頻度の多い・少ないところの確認．
- 連関係数が有意か否かと，大きさの評価．

である．χ^2独立性の検定では，この点に留意すれば十分である．

χ^2適合度検定であれば，"連関係数"以外を同様に確認する．

1）χ^2検定の結果

表 10-7 では，χ^2値が 62.1 となっている．これはともかく，$p<0.01$ が表示されているので，有意に偏りがあることがわかる．

2）期待度数 5 未満のセルがないかチェック

期待度数が 5 未満のセルが全セルの 20%以上になったとき，問題となる．2×2 分割表ではセルが 4 つなので，1 つのセルが期待度数 5 未満となれば 25%であり，フィッシャーの正確確率検定を適用させなければならない．仮に 4×5 分割表では 20 セルなので，4 セルが期待度数 5 未満となれば 20%であり，フィッシャーの正確確率検定を適用させなければならない．

見つけ方としては，まず人数（頻度）の小さいところで確認する．図 10-2 にならって調べてみよう．表 10-7 で最も小さい頻度のセルは｛喫煙なし，男性｝の 10 人である．列合計は 75 人，行合計は 107 人である．75×107＝8,025 である．これを総数で割るので，$\frac{8,025}{214}$＝37.5 で問題ない．

3）調整済み標準化残差による，有意に頻度の多い・少ないところの確認

χ^2 検定の結果で有意であったとしても，どこのセルで頻度が多いか少ないかという判断を別にしておかなければならない．2×2 分割表なら簡単に探せるが，4×5 分割表とか 5×5 分割表とかになると理解は難しい．

表 10-7 をみて直感的に，男性は喫煙者が多く，女性では非喫煙者が多いと思える．しかし人数をみて，多い・少ないを判断するのは間違いである．頻度が多いか少ないかは，**調整済み標準化残差**★を参照する．

CHECK！
★単なる残差とは異なる．

調整済み標準化残差の読み方▶

- 調整済み標準化残差が，−2 よりも小さいセルは有意に頻度が少ない
- 調整済み標準化残差が，2 よりも大きいセルは有意に頻度が多い

と判断する．表 10-7 のケースでは，男性で喫煙者のセルも，女性で非喫煙者のセルも 7.88 で有意に多いことがわかる．

4）連関係数が有意か否かと大きさの評価

連関係数は相関係数と同様に，まず有意であるかどうかを確認し，有意であった場合は以下を基準にして判断する．

- |連関係数|＝1.0〜0.7　→　かなり強い連関がある
- |連関係数|＝0.7〜0.4　→　かなり連関がある
- |連関係数|＝0.4〜0.2　→　やや連関がある
- |連関係数|＜0.2　→　ほとんど連関なし

§10.2　分割表の検定を読む

④ グラフ，表

多くは分割表や度数分布表が用いられる．他には棒グラフや円グラフなども使うだろうが，分割表が最も理解しやすい．

⑤ 欠損値，脱落例，外れ値の扱い

欠損値，脱落例が存在する場合は，その扱いを確認する．外れ値を除外した場合，バイアスが発生する恐れもある．その特性を考慮して結果が解釈されているかは重要である．

⑥ 信頼区間の提示

χ^2検定で信頼区間は表示されない．ただし，感度，特異度，尤度比の統計値を求めたなら信頼区間も提示すべきである．

⑦ β，検出力の問題

めったに記載されることはない．検出力（$1-\beta$）が記載されているとすれば，$1-\beta$が0.8や0.95となっているかを確認する程度で十分である．

⑧ サンプルサイズ

★G*power：
http://www.psycho.uni-duesseldorf.de/abteilungen/aap/gpower3/download-and-register

サンプルサイズ（n）の計算には，G*Power などのフリーソフト★を利用する．簡単な例としては**表 6-4**〔→p.112〕を参考とする．

効果量は**表 6-5**〔→p.113〕を基準にしている．効果量のことがよくわからないなら，中程度の効果量で計算する．

2×2 分割表または 3×3 分割表であれば**表 6-4** に従えばよいが，行数または列数が増えるなら，G*Power を利用する．

⑨ 効果量

効果量は，連関係数そのものの値である．表 6-5〔→p.113〕では小が 0.1，中が 0.3，大が 0.5 となっている．表 10-7 では φ＝－0.539 なので，効果量は大きい，と判断する．

⑩ 交絡

χ^2 独立性の検定で交絡を考慮するときは，**マンテル・ヘンツェルの検定 Mantel-Haenszel test** という検定がある（表 10-8）．

表 10-8　マンテル・ヘンツェルの検定例

			疾患あり	疾患なし	合計
若年者	治療	あり	36	20	56
		なし	20	36	56
	合計		56	56	112
老年者	治療	あり	18	20	38
		なし	20	18	38
	合計		38	38	76

若年者: $\chi^2=9.14$; $p<0.01$
老年者: $\chi^2=0.21$; $p=0.65$

Mantel-Haenszel 検定　$p=0.59$

⬇ 若年者と老年者を併合すると……

		疾患あり	疾患なし	合計
治療	あり	54	40	94
	なし	40	54	94
合計		94	94	188

χ^2 独立性の検定　$p<0.05$

§10.2　分割表の検定を読む

若年者の χ^2 検定の結果では $p<0.01$ であるが，老年者では有意ではない．年齢層によって人数の偏りが反対になっているが，併合すると若年者と同じ傾向になる．このような場合，若年者と老年者を層別して，算出するのがマンテル・ヘンツェルの検定である．表の例ではマンテル・ヘンツェルの検定の結果は有意となっていない．

　マンテル・ヘンツェルの検定は，さまざまな報告の分割表を併合して有意かどうかを調べるとか，オッズ比の併合も行えるため，メタアナリシス〔→p.33〕でも活用される．

　交絡を考慮したい他の手法としては，次章で解説する多重ロジスティック回帰分析という手法が有力である．

⑪　ソフトウェア

　使用した統計ソフトの名称，バージョンが明記されているかを確認する．

- 論文に記載された検定の確認は表 10-6 に従って確認する．

§10.3　第 10 章のまとめ

　本章では，分割表の検定（χ^2 検定）の基礎的な内容を解説した．分割表の検定は名義尺度のデータに対する相関のようなもので，直感的にもわかりやすい反面，解釈には交絡の影響も起こり，大きな間違いを引き起こしかねない．

　さらに興味をもったなら，引用文献などを参考にされたい．

第11章 統計的解析を読む
多重ロジスティック回帰分析編

- 多重ロジスティック回帰分析の意味を知る
- 多重ロジスティック回帰分析の結果の解釈手順を知る

§11.1 多重ロジスティック回帰分析とは

(1) 多重ロジスティック回帰分析の特徴

多重ロジスティック回帰分析 multiple logistic regression analysis は，重回帰分析に非常によく似ている．

- x から y を予測する式を作る．
- x が y に及ぼす一方的な影響度を調べる．

という点で同じである．しかし，解析名が違うからには何かが違う．まず，決定的に異なるのは，

重回帰分析との違い▶
- 従属変数が，2値データ（0-1型データ，ダミー変数などという）でなければならない．

> つまり，{生，死} とか，疾患が {あり，なし} とか，あることが {起きる，起きない} とか．

- 独立変数を選ぶ基準が数種類用意されているのはよいのだが，逆にどの方法が最適であると断言できない．

多重ロジスティック回帰分析の利点▶

★1) 高橋善弥太：『医者のためのロジスティック・Cox 回帰入門』．日本医学館，1995．

2) 対馬栄輝：『SPSS で学ぶ医療系データ解析』．東京図書，2007．

詳しくいえば回帰式も異なる形式であるが，詳細は文献★を参照されたい．さて，以上の点は非常に大きな欠点であるが，多重ロジスティック回帰分析の利点は，

- 独立変数のデータ尺度，データの分布はなんでもよい．

- 回帰係数の代わりにオッズ比で表すことができる．したがって，解釈が容易である．

最尤法を使用▶

である．重回帰分析との理論上の大きな違いは，**最尤法 maximum likelihood method** という計算法を使用している点である．そのために，変数の尺度や分布はどうであっても問題がなくなる．多重ロジスティック回帰分析は実際のデータを解析するうえで制限が少なく，非常に適用範囲が広いことがわかる．

多重ロジスティック回帰分析に関する理論は解説しないので，先の文献★を参照してほしい．

重回帰分析と同様に，原因と思われる変数 x と，結果と思われる変数 y があるとき，y を**目的変数**とか**従属変数**と呼び，x を**説明変数**とか**独立変数**と呼ぶ点は共通である．

情報の読み方に注意▶

また，多重ロジスティック回帰分析でも**偏回帰係数**は出力されるが，これは独立変数の単位に依存するので，単純に影響の大きさを表すものとはかぎらない．その代わりに，**オッズ比**が出力される．ところが，**標準偏回帰係数**は出力されない．したがって，偏回帰係数もオッズ比も，独立変数どうしの

単位が異なるときは，影響度合いの大きさを単純に比較できない．

② 独立変数の選択法

多重ロジスティック回帰分析でも，有効な独立変数を選択するための変数選択法がある．

統計ソフトのメニューをみると，多くのソフトでは，

◆　変数選択法
- 強制投入法
- 尤度比検定による変数増加（減少）法
- ワルド検定による変数増加（減少）法
- 総当たり法

の変数選択法が選べる．

- **強制投入法**
  - 解析者の自由な考えで独立変数を決める方法．
  - 論文に「強制投入法」と明記されることは少ない．

- **尤度比検定による変数増加（減少）法【推奨】**
  - 変数選択基準として最も望ましい指標である．これが優先されるべきである．
  - **尤度比検定 likelihood ratio test** とは（少し難しいが），最大対数尤度を利用して検定するものである．
  - 各回帰式では対数尤度が計算できるので，値の大きさを比べて対数尤度の差が χ^2 値に従うことを利用して，最適な独立変数の組み合わせを判断する．

- ワルド検定による変数増加(減少)法
    - 重回帰分析と同様に,各変数の有意確率 p を基準に選択していく方法.
    - これを,多重ロジスティック回帰分析では**ワルド検定 Wald test** という.
    - 多重ロジスティック回帰分析においてワルド検定は,推奨できない.
        - 偏回帰係数の絶対値が大きくなると,推定標準誤差が極端に大きくなる性質がある.そのために p が大きくなってしまう可能性があるためである.
    - しかし,オッズ比の信頼区間の算出には,ワルド検定を利用している.

- 総当たり法
    - 重回帰分析のときと同様である.

なお,多重ロジスティック回帰分析では(尤度比検定であってもワルド検定であっても),重回帰分析で用いられる効率のよい選択法—変数増減法(ステップワイズ法)—はプログラムされていないことが多い.したがって,変数増加法または変数減少法を使用するしかない.しかし,それぞれの手法では異なった独立変数が選ばれる可能性もある.その際には,回帰式の尤度比の小さいほうを採用すると無難であろう.この点の詳細については,やはり文献★を参照されたい.

★1)高橋善弥太:『医者のためのロジスティック・Cox 回帰入門』.日本医学館,1995.

2)対馬栄輝:『SPSS で学ぶ医療系データ解析』.東京図書,2007.

Column　多重ロジスティック回帰分析の前準備

独立変数が非常に多いときは多重ロジスティック回帰分析を行う前に,χ^2 独立性の検定やステップワイズ法による重回帰分析を行って,独立変数の絞りこみを行っておくと効率がよい.多重ロジスティック回帰分析と重回帰分析は違う理論であるという点に注意して,$p<0.05$ の独立変数を採用するのではなく,$p<0.1〜0.25$ 程度に高くして(基準を甘くして)独立変数の候補を選ぶ(上の参考文献★1)を参照).

③ 解析上の注意点

多重ロジスティック回帰分析でも，重回帰分析と同様に**多重共線性 multicollinearity** の問題がある．変数の相関係数を出力して，有意な独立変数の組み合わせが選ばれていないかを確認し，2つ以上存在するときは，代表的な1つの独立変数以外を削除する手続きが必要となる．

多重ロジスティック回帰分析では重回帰分析のように，さまざまな詳しい統計値が出力されないので，回帰式を作るために苦労することがある．

なお，重回帰分析と多重ロジスティック回帰分析の適用の判断基準を対比させて表 11-1 に挙げる．

表 11-1　多重ロジスティック回帰分析と重回帰分析の判断基準の対応

	多重ロジスティック回帰分析	重回帰分析
モデル全体の有意性	尤度比検定（モデル χ^2 検定）で $p<0.05$	分散分析で $p<0.05$
独立変数の有意性	各独立変数が $p<0.05$ ※尤度比検定と矛盾するため，必ずしも全てが $p<0.05$ とはならない	各独立変数が $p<0.05$
モデルの適合度	Hosmer-Lemeshow 検定で $p\geq 0.05$ 分割表の判別的中率が 70% 以上	$R>0.7$ $R^2>0.5$

表 11-1 では，初めて見る用語があろう．これらについては，随時以降に述べるので，およその対応状況を把握していただきたい．

- 多重ロジスティック回帰分析は重回帰分析と，ほぼ同じものである．
- ただし，回帰式の従属変数（y）は，2値データ，すなわち{ある，ない}などの0-1型でなければならない．
- 独立変数のデータ尺度，分布はどうでもよい．
- オッズ比が出力される．
- 独立変数を選択する手順に未熟な部分がある．

§11.2　多重ロジスティック回帰分析を読む

多重ロジスティック回帰分析の確認事項は，今までどおり**表11-2**を参照する．

表 11-2　統計的解析のチェックポイント

1) 解析の目的
   何のために解析しているか

2) 検定手法
   検定手法は適切に選ばれているか

3) 記述統計，情報記載
   データ，統計解析結果の情報量は十分か

4) グラフ，表
   必要な図や表の提示

5) 欠損値，脱落例，外れ値の扱い
   欠損値，脱落例，外れ値についての扱いは妥当か

6) 信頼区間の提示
   信頼区間は提示されているか．ノンパラメトリック検定のときは求められない

7) β（第Ⅱ種の誤り），検出力の問題
   検出力が考慮されているか（滅多に書かれていない．必須条件ではない）

8) サンプルサイズ
   標本の大きさは計画されているか

9) 効果量
   エフェクトサイズは計算されているか．もしくは，必要な情報が提示されているか

10) 交絡
    結果に影響する交絡の検討は必要か（記載がなければ，考慮していない）

11) 統計ソフト
    使用した統計ソフト名，バージョンの記載

ここで例文を挙げる．だいたいは「方法」の後半部分に，統計的解析に関する記載がある．大部分は，「○○と××の関係について多重ロジスティック回帰分析を行った」などの記載である．論文によっては，単に"ロジスティック回帰分析"とだけ記載されているときもある．

> **方　法**
>
> ……　対象は 75 例である．……　<u>過去 1 年間の転倒経験の有無に対して，性別，年齢，握力，片足立ち時間，入院歴の有無が影響するかを知るために，多重ロジスティック回帰分析を適用させた</u>．変数の選択は，尤度比検定による変数増加法を用いた．
>
> 統計解析には PASW Statistics 18（SPSS Japan）を用いた．

(1) 解析の目的

　何を知るために多重ロジスティック回帰分析を行っているか，を押さえる．この読みとりは簡単である．例文では，「過去 1 年間の転倒経験の有無に対して，性別，年齢，握力，片足立ち時間（以下，片足立ち），入院歴の有無が影響するかを知るために，多重ロジスティック回帰分析を適用させた」とある．この解析を行う目的については，論文の「はじめに」，「緒言」などの項に書かれているはずである．

(2) 検定手法

　検定手法は，多重ロジスティック回帰分析である．ロジスティック回帰分析とか，ロジスティック回帰などの省略した用語が書かれていることもある．

1）パラメトリック検定とノンパラメトリック検定の判断
　正規分布の確認は不要である．

2）標本の数
　多重ロジスティック回帰分析の場合，2 標本の分析である．

§ 11.2　多重ロジスティック回帰分析を読む　　199

3　記述統計値，情報

記述統計値や検定結果の情報は「結果」に記載されている．

結　果

転倒の有無に影響する変数として，片足立ちと入院歴の有無が選択された（モデル χ^2 検定で $p<0.01$）．片足立ちのオッズ比は 0.907（95%信頼区間 0.851〜0.967），入院歴のオッズ比は 7.201（95%信頼区間 1.288〜40.246）であった．

変数の有意性は，片足立ちが $p<0.01$，入院歴が $p<0.05$ であった．

このモデルの Hosmer-Lemeshow 検定結果は，$p=0.981$ で適合していることが示され，予測値と実測値の判別的中率は 89.3% であった．

多重ロジスティック回帰分析の場合に提示すべき情報量としては，

必要な情報▶
- 各変数・標本の平均
- 各変数・標本の標準偏差（SD）
- 各変数・標本の大きさ（n）
- オッズ比と，その信頼区間
- 各独立変数の有意確率（p；ワルド検定の統計量★である）

CHECK !
★結果的に尤度比による変数選択法を用いても，ワルド検定の統計量（p）が共存するのが実情である．

が必要である．多重ロジスティック回帰分析で出力される偏回帰係数は，必ずしも記載する必要はない．また，重回帰分析のような<u>標準偏回帰係数は出力されない</u>．

ワルド検定の統計量 p は，推奨されないと上述したが，医学の論文では，どうも p が解釈の基本となるらしいので，記載されていることが多い．

この他に，さまざまな統計量が出力されることがある．表 11-3 は，かなり詳しい記載例である．

表 11-3 多重ロジスティック回帰分析の出力例

	B	標準誤差	Wald	自由度	有意確率	オッズ比	95% 信頼区間 下限	95% 信頼区間 上限
片足立ち	−0.10	0.03	8.93	1	0.00	0.91	0.85	0.97
入院歴	1.97	0.88	5.06	1	0.02	7.20	1.29	40.25
定数	0.80	0.73	1.19	1	0.27	2.22		

モデル χ^2 検定 $p<0.01$；Hosmer-Lemeshow 検定 $p=0.981$；判別的中率 78.7%

　この情報を解読するには，なかなか大変であるが，基本となる解読の要点は，**表 11-1** の手順で解読を進めるとよい．

情報解読の
ポイント▶
- 多重共線性の確認をしているか？
- 変数選択法が記載されているか？
- 尤度比検定（モデル χ^2 検定）の検定結果（p）
- 各独立変数の有意確率（p）
- オッズ比の評価
- ホスマー・レメショウ Hosmer-Lemeshow 検定，判別的中率

である．多重ロジスティック回帰分析では最低，この点に留意すれば問題ない．

1）多重共線性の確認

　多重共線性とは，重回帰分析でも問題となった事項である〔→p.166〕．回帰式に，相関の高い変数（似通った変数）を組み合わせて入れたときに，回帰式が変な値をとる可能性がある．この確認手段としては，

- 回帰式のなかに，相関係数が $r>0.9$ となるような相関の高い変数の組み合わせが存在するか．

がある．これらの手順で確認しているかを読む．重回帰分析のように VIF〔→p.167〕は出力されない．

§11.2　多重ロジスティック回帰分析を読む　201

2）変数選択法が記載されているか

　独立変数はどのような手順で選んだか明記していなければならない．例文中には"尤度比による変数増加法"と明記されてある．

3）尤度比検定（モデルχ^2検定）の検定結果

　表 11-3 では"モデルχ^2検定 $p<0.01$"と記されてある．この検定が有意でないときは，回帰式が有意に役立つとはいえないので，必ず記載されていなければならない．

4）各独立変数の有意確率（p）

　各独立変数の有意確率は，表 11-3 でも記載されている．この例題では，運よくすべての変数が有意になっている．

　実は，尤度比検定による変数選択法は，あくまで尤度比を指標としており，変数の有意性とは関係ない．

- **尤度比検定による変数選択法**：有意（$p<0.05$）ではない独立変数が入ることもある．

- **ワルド検定による変数選択法**：すべての独立変数は有意となる．

　また，有意ではない独立変数が入っているときは，"交絡"を想定している可能性もある（後述する，p.206）．何を交絡としているか，本文の「対象」と「方法」をよく読む必要がある．

　なお，回帰分析と同様に"定数"の有意性は見る必要がない．これは，独立変数 x が 0 のときの従属変数 y の値が 0 か否かを検定するものであり，回帰直線の切片を調べている．従属変数への影響度とは関係ない．

5）オッズ比の評価

　オッズ比の詳細は，第 10 章で解説した．各独立変数のオッズ比が表す意

味は，その変数の値が"1"だけ増加したときに，従属変数の事象が何倍起こりやすくなるかを意味する．

表 11-3 では，片足立ちが 0.91，入院歴の有無が 7.20 となっている．このデータでは，片足立ちは秒単位で測られているので，

オッズ比の読み方①▶
- 片足立ちが 1 秒増加したときに 0.91 倍，転びやすくなる．

ということを意味する．このオッズ比は 1 未満なので，「〇〇倍」という形で理解しやすくするためには，逆数をとって，

- 片足立ちが 1 秒増加したときに 1.0989（$=\frac{1}{0.91}$）倍，転びにくくなる．

と解釈するとよい．

さらに，たとえば片足立ち 1 秒の増加量だと実情にあわないから，10 秒増加時のオッズ比を知りたい，とする．そのときは，

- オッズ比を変化量で累乗する：片足立ちが 10 秒増加したときは $0.91^{10} ≒ 0.389$ 倍，転びやすくなる．

と計算する．

他方の"入院歴の有無"は，入院歴｛あり・なし｝といった 0 と 1 の 2 値で評価されたダミー（名義尺度）データであり，1 だけ増加するというのは，"なし"→"あり"の変化を意味する．

オッズ比の読み方②▶
- 入院歴なし（＝0）に対して入院歴がある（＝1）ときは，7.2 倍，転びやすくなる．

と解釈する．

独立変数を組み合わせたときのオッズ比も計算可能である．

- 片足立ちが 10 秒増加し，入院歴があるときは，$0.91^{10} × 7.2^1 ≒ 2.804$ 倍転びやすくなる．

§11.2 多重ロジスティック回帰分析を読む

と判断できる．

　カテゴリーに対する 0 と 1 の割り当ては，解析者が自由に決めているので，0 と 1 を反対に割り当てると逆数の結果が出る．論文では，<u>データがどういった単位で評価・測定されたか</u>，または<u>名義尺度データの場合は，どのカテゴリーに 0 と 1 を割り当てたか記載しなければならない</u>．

　上述の例文では，これらについていっさい記載されていないが，**「方法」の項でカテゴリーの割り当てを記載すべき**である．

　偏回帰係数は，直接解釈することはないので，とくに解読しないでおく．しかし，予測判定スコアを求めたいときは利用しなければならない．予測判定スコアとは，多重ロジスティック回帰分析で求められた回帰式により出力される，リスクの起きる確率である．表 11-3 を例とする．片足立ちが 10 秒，入院歴なしの対象だった場合，以下に従って**スコア**を求める．

▶予測判定スコアの求め方

- スコア＝定数＋係数 1×変数 1＋係数 2×変数 2＋…
- スコア＝0.80＋(−0.10)×片足立ち(10 秒)＋1.97×入院歴なし(＝0)＝−0.2

　次にスコア＝−0.2 を以下のように計算して P（リスクの起きる確率）にする．

- $P = \dfrac{1}{1+\exp(-1\times スコア)}$

- $P = \dfrac{1}{1+\exp(0.2)} = 0.45017\cdots$

　この P は，<u>計算された対象者が従属変数の 0 の群か 1 の群かを推定する値</u>である．$P>0.5$ のときは "1" の群，$P<0.5$ のときは "0" の群に該当する．$P=0.5$ のときは，どちらの群にでも該当すると判断する★．

　P が "1" に近いほど "1" の群の傾向が強く，"0" に近いほど "0" の群の傾向が強い，となる．

CHECK !
★$P=0.5$ きっかりとなることは，まずあり得ない！

6）ホスマー・レメショウ検定，判別的中率

- ホスマー・レメショウ検定 Hosmer-Lemeshow test：回帰式の適合性の検定（χ^2適合性の検定）で，実測値と予測値を比較する検定である．
- 重回帰分析でいう重相関係数 R や決定係数 R^2 のようなものである．
- これは，<u>$p \geqq 0.05$ となったときに，よく適合している</u>と解釈する．
- 表 11-3 では $p=0.981$ なので，適合はよい．

　多重ロジスティック回帰分析でも，R や R^2 などの統計値が出力されることがあるが，まだ確立された統計値とはいえず，どれくらいで適合がよいなどは判断できない．

④　グラフ，表

　多重ロジスティック回帰分析の結果を表すグラフは存在しないが，確認として散布図は用いられるはずである．

⑤　欠損値，脱落例，外れ値の扱い

　欠損値，脱落例が存在する場合は，その扱いを確認する．外れ値を除外した場合，バイアスが発生する恐れもある．また，これらの例を除外した場合，その特性を考慮して結果が解釈されているかも重要である．

⑥　信頼区間の提示

　オッズ比の 95%信頼区間は，

- 片足立ちが 0.85〜0.97
- 入院歴が 1.29〜40.25

となっている．これも今までの信頼区間と同様に解釈し，95%の可能性

で，母集団のオッズ比はこの間に存在するだろうという範囲である．

⑦ β，検出力の問題

めったに記載されることはない．検出力（$1-β$）が記載されているとすれば，$1-β$が0.8や0.95となっているかを確認する．

⑧ サンプルサイズ

多重ロジスティック回帰分析を行う際に必要となるサンプルサイズ（n）の計算は，フリーソフト G*Power★などを用いて重回帰分析と同様の条件で行えばよいだろう．

通常は，重回帰分析のときと同様に$n≧10×$独立変数の数というAltmanの基準が適当と考える．

★G*power：
http://www.psycho.uni-duesseldorf.de/abteilungen/aap/gpower3/download-and-register

⑨ 効果量

効果量は計算できない．

⑩ 交絡

一般的に認められている交絡（背後に存在する原因と結果への影響因子）が存在するときは，有意の有無に関わらず回帰式の中に含めることがある（表11-4；論文執筆者が年齢を交絡と考えている，と仮定する）．

もし，そうであれば最初に用いた変数選択法（尤度比による変数増加法など）を記載し，その後に年齢を交絡と考えて強制投入（論文執筆者が意図的に入れた回帰式）したということと，年齢を強制投入した妥当性のある根拠を「結果」や「考察」に述べていなければならない．

表 11-4　多重ロジスティック回帰分析の出力例（年齢を交絡として含む）

	B	標準誤差	Wald	自由度	有意確率	オッズ比	95% 信頼区間 下限	上限
片足立ち	−0.10	0.03	8.91	1	0.00	0.91	0.85	0.97
入院歴	1.97	0.88	5.02	1	0.03	7.18	1.28	40.25
年齢	0.00	0.07	0.00	1	0.95	1.00	0.86	1.15
定数	1.14	5.46	0.04	1	0.83	3.13		

(11) ソフトウェア

使用したソフトの名称，バージョンが明記されているかを確認する．

- 論文に記載された検定の確認は表 11-2 に従って確認する．

§11.3　第 11 章のまとめ

　本章では，多重ロジスティック回帰分析を解説した．多重ロジスティック回帰分析は，用語こそ違いはあるが，重回帰分析と同様な手順で読む．

　重回帰分析と同じで，多重ロジスティック回帰分析は交絡も考慮できる手法である．ただし，交絡とは考えられない変数がたくさん入っていれば，冗長な回帰式となってしまうため，注意が必要である．

第12章 統計的解析を読む
主成分分析・因子分析編

・主成分分析・因子分析の意味について知る
・因子分析の結果の解釈を知る

　まず，ここで述べる手法は，いままでの手法と趣が異なる．したがって，本書の流れに従ってここにたどり着いたという人は，次の章に進んでもかまわない．重要な手法ではあるのだが，初学者がいきなり理解するには，けっこう面倒である．いまこの手法に興味をもっていないなら，あとで読むほうが無難だと思う．

§12.1　主成分分析・因子分析とは

　主成分分析 principal component analysis と因子分析 factor analysis は，非常に似通った分析である．両者とも相関係数を利用して，複数の変数をグループ分けする手法と思えばよい．とはいっても，適用の目的によって根本的に異なる点がある．

- **主成分分析**：複数の変数を1つにまとめる手法.
- **因子分析**：複数の似通った変数どうしをまとめて群を作り，異なる変数の群はなるべく分ける手法（変数の小グループを作っていく手法だと思えばいい）.

実際に計算を行ってみると，両者は似た結果となることも多い．解析者が何を知りたいかを明確にして，使い分けていなければならない．理論の詳細については文献★を参考にされたい．

★石村貞夫：『すぐわかる多変量解析』. 東京図書, 1992.

対馬栄輝：『SPSSで学ぶ医療系多変量データ解析』. 東京図書, 2007.

これらの手法は，医学分野の研究よりは，心理学研究などで頻繁に用いられるようである．したがって，医療関係者にとってはなじみの薄い手法のように思われる．しかし，重回帰分析や多重ロジスティック回帰分析のような多変量解析を行う前に多変数間の関係を探索する解析として有効である．また，解釈を補助する手法としても有益であり，利用価値は高いと考える．

ここでは，主成分分析と因子分析の簡単な読み方について解説する．理論は理解の難しい手法であるため，なるべく簡潔に記載する．

① 主成分分析

主成分分析は，上述のとおり，多変数を総合して，合成変数にまとめる手法である．いままでのように回帰式を作って検定するなどの手順は存在せず，自由に解析できる点が長所である．

たとえば，

解析の目的（例）▶
- 数名の健常人を対象として，身長・体重・体脂肪量・年齢・握力・長座位体前屈を測定した．

- これらの変数をまとめて1つの指標として表せるだろうか？

と考えたとしよう．

主成分分析の手順▶ ① 計算：変数をいくつかのまとまり（これを**主成分**と呼ぶ）に縮約する．

§12.1 主成分分析・因子分析とは 209

> 相関係数を頼りに，似たような変数をまとめていく．似通った変数どうしには，高い得点（これを**主成分負荷量 component loading** という）を与える．
> 他の変数とは異なった変数は，低い主成分負荷量を与えられる．
> 各主成分負荷量は±1 の範囲をとり，絶対値が 0.4 以上★で影響が大きいと考える．
> 各主成分の役立ち度を**固有値 eigen value** という数値で表す．一般に固有値が 1 以上であれば，その主成分は有意義である（1 未満の成分は無意味）．

② 出力：第 1 主成分の主成分負荷量（絶対値）を見る（**表 12-1**）．
> 身長＞握力＞体脂肪量＞体重＞年齢＞長座位体前屈の順に主成分負荷量が大きい．

CHECK !
★この値には根拠がなく，明確な基準もない．絶対値が 0.3 以上でもよいときもある．いずれの主成分でも高い値をとる，またはいずれの主成分でも絶対値 0.3 未満で小さいなどの判断に迷うときは，他の主成分負荷量とも比較して，最も大きな値を示す主成分に該当させる．

表 12-1 主成分分析の結果例

主成分負荷量

	成分		
	第 1 主成分	第 2 主成分	第 3 主成分
身長	0.937	0.072	0.038
握力	0.896	−0.015	−0.128
体脂肪量	−0.535	0.776	0.132
体重	0.520	0.706	0.381
長座位体前屈	−0.023	0.624	−0.449
年齢	−0.068	−0.111	0.870

説明された分散の合計

成分	初期の固有値		
	合計	分散の%	累積%
第 1 主成分	2.243	37.378	37.378
第 2 主成分	1.508	25.141	62.520
第 3 主成分	1.138	18.968	81.487

↑固有値のこと

CHECK！
★主成分分析によって出力された，それぞれの主成分の意味づけは，解析する人の主観にゆだねられる．したがって，人によっては多少意味が違ってくるという欠点がある．

> とくに絶対値が 0.4 以上を示す変数は，身長・握力・体脂肪量・体重なので，"体格"を表す主成分と考える．この主成分の意味づけは，主観的である★．
> 固有値は 2.243（>1）なので有意義である．

③ 次に，別の視点から 2 つめの変数のまとまりをつくる．これは，第 2 主成分と呼ばれる（**表 12-1**）．
> 体脂肪量＞体重＞長座位体前屈＞年齢＞身長＞握力 の順に大きい．
> とくに，体脂肪量・体重・長座位体前屈が主をなす主成分なので，"肥満"を表す主成分と考える．長座位体前屈の意味づけは難しいが，全体として体の重さを表す傾向が伺われる．
> 固有値は 1.508（>1）なので有意義である．

④ さらに次に別の視点から 3 つめの変数のまとまりをつくる．これは，第 3 主成分と呼ばれる（**表 12-1**）．
> 年齢＞長座位体前屈＞体重＞体脂肪量＞握力＞身長 の順に大きい．
> とくに，年齢・長座位体前屈の値が大きい．"加齢と柔軟性"の成分と考える．
> 固有値は 1.138（>1）なので有意義である．

⑤ 第 4 主成分以降は，出力されない．
> 通常は，固有値 1 以下となる主成分は出力されていない．

寄与率と累積寄与率▶

表 12-1 中の"分散の％"は**寄与率 proportion** と呼ばれ，重回帰分析でいう R^2 のようなものである．各主成分の説明力とでも思ってもらえばよい．

"累積％"とは**累積寄与率 accumulated proportion** のことであり，一般的には累積寄与率が 80％以上となるまで主成分を求める方法もとられる．

§12.1 主成分分析・因子分析とは 211

② 因子分析

　因子分析も，結果的には主成分分析と同じような解釈となる．因子分析は多変数の似通った変数どうしを統合し，異なる変数群は分ける手法である．

　計算理論については割愛するが，上で述べた主成分分析と同じような手順で進めると思ってさし支えないだろう．解析の目的が異なり，結果の用語が異なると思ってもらえばよい．**表 12-1** で挙げたデータ例に因子分析を適用してみる．解析の目的は，

- 数名の健常人を対象として，身長・体重・体脂肪量・年齢・握力・長座位体前屈を測定した．

- これらの変数は，いくつかのまとまりに分けられるだろうか？
  - ➢ 主成分のようにすべての変数を1つにまとめようとするのではなく，いくつかの群に分類しようとする意味がある．

となる．

　因子分析を適用させた結果を**表 12-2** に示す．結果の量が，主成分分析のときよりも複雑になっている．

因子分析の手順▶

CHECK !
★この値にも根拠がなく，明確な基準もない．絶対値0.3以上でもよいときもある．いずれの因子でも高い値を取る，またはいずれの因子でも絶対値0.3未満で小さいなどの判断に迷うときは，他因子の値とも比較して，最も大きな値を示す因子に該当させる．

① 計算：似通った変数をまとまり（これを**因子**と呼ぶ）に縮約し，異なった変数どうしを分ける．
  - ➢ 相関係数を頼りに，計算する．似通った変数どうしには，高い得点（これを**因子負荷量 factor loading** という）を与える．
  - ➢ 他の変数とは異なった変数には低い因子負荷量が与えられる．
  - ➢ 因子負荷量は±1の範囲をとり，絶対値0.4以上★で影響が大きいと考える．
  - ➢ 各因子の役立ち度を**初期の固有値**という数値で表す．一般に固有値が1以上であれば，その因子は有意義である（1未満の成分は無意味）．

表 12-2　因子分析の結果例

因子負荷量

	因子		
	第1因子	第2因子	第3因子
身長	.894	.188	.007
握力	.800	.054	.100
体重	.412	.909	−.055
体脂肪量	−.658	.693	.295
年齢	−.069	.108	−.514
長座位体前屈	−.034	.169	.478

説明された分散の合計

因子	初期の固有値			回転後の負荷量平方和		
	合計	分散の%	累積%	合計	分散の%	累積%
1	2.243	37.378	37.378	2.048	34.132	34.132
2	1.508	25.141	62.520	1.385	23.076	57.209
3	1.138	18.968	81.487	.593	9.887	67.096
4	.740	12.326	93.814			
5	.292	4.870	98.684			
6	.079	1.316	100.000			

↑固有値
（第3因子までは1以上なので，有意義な因子として解釈する）

② 出力：最初の変数群は，第1因子の数値を見る（**表 12-2**）.

> 身長＞握力＞体脂肪量＞体重＞年齢＞長座位体前屈　の順に因子負荷量が大きい.

> 絶対値 0.4 以上を示す変数は，身長・握力・体脂肪量・体重である.

> 体重や体脂肪量は第2因子の因子負荷量のほうが大きい．よって第2因子の変数と考えたほうが妥当かもしれない★.

> ゆえに，身長・握力のみで構成される因子と判断する.

> 身長・握力といった"体格と力の因子"と考える．この決め方は主観的である.

> 固有値は，2.243（＞1）で有意義である.

CHECK !
★複数の因子にまたがって高い因子負荷量を示す変数が，どの因子に該当するかは，最終的には意味づけのしやすい因子に該当させてもよい.

§12.1　主成分分析・因子分析とは　213

③ 次の変数群は第2因子の数値をみる（表12-2）．
- 体重＞体脂肪量＞身長＞長座位体前屈＞年齢＞握力　の順に大きい．
- とくに，体重，体脂肪量の因子負荷量が大きい．
- "肥満"を表す因子と考える．
- 固有値は1.508なので有意義である．

④ 3つめの変数群は第3因子の数値をみる．

……と有意義な因子までの解釈をくり返していく．

簡単な主成分分析・因子分析の読み方を述べたが，詳しい手順については文献★を参考にされたい．

★石村貞夫：『すぐわかる多変量解析』．東京図書，1992．

対馬栄輝：『SPSSで学ぶ多変量医療系データ解析』．東京図書，2007．

- 主成分分析：多変数を総合して，合成変数にまとめる手法．
- 因子分析：多変数の似通った変数どうしを統合し，異なる変数群は分ける手法．
- 解釈上は，2つの手法とも大きな違いはないが，解析の目的に応じて使い分けるべきである．

§12.2　主成分分析・因子分析を読む

　主成分分析も因子分析も，いままでと同様に表12-3に従って確認する．
　本章では，因子分析のみを例に挙げて解説する．だいたいは「方法」の後半部分に，統計的解析に関する記載がある．「○○の関係を解析するために因子分析を行った」などの記載である．

表 12-3 統計的解析のチェックポイント

1) 解析の目的
   何のために解析しているか

2) 検定手法
   検定手法は適切に選ばれているか

3) 記述統計，情報記載
   データ，統計解析結果の情報量は十分か

4) グラフ，表
   必要な図や表の提示

5) 欠損値，脱落例，外れ値の扱い
   欠損値，脱落例，外れ値についての扱いは妥当か

6) 信頼区間の提示
   信頼区間は提示されているか．ノンパラメトリック検定のときは求められない

7) β（第Ⅱ種の誤り），検出力の問題
   検出力が考慮されているか（滅多に書かれていない．必須条件ではない）

8) サンプルサイズ
   標本の大きさは計画されているか

9) 効果量
   エフェクトサイズは計算されているか．もしくは，必要な情報が提示されているか

10) 交絡
    結果に影響する交絡の検討は必要か（記載がなければ，考慮していない）

11) 統計ソフト
    使用した統計ソフト名，バージョンの記載

> ## 方 法
>
> ……　対象は日常生活に支障なく生活している高齢者 66 例とした．……　対象者の年齢，身長，体重，握力，片脚立位時間，10m 障害物歩行時間，上体起こし回数を測定し，これらの変数の関係を調べるために因子分析を行った．因子負荷量の推定には，重み付き最小 2 乗法を用い，因子の解釈を容易にするためにバリマックス直交回転を施した．因子数の決定は，カイザーガットマン基準に従って固有値が 1 以上となる因子まで求めた．適合度の評価には，KMO 測度，バートレットの球面性検定を参考とした．有意水準は $p=0.05$ とした．
>
> 　統計解析には PASW Statistics 18（SPSS Japan）を用いた．

① 解析の目的

　何を知るために因子分析を行っているか，をみる．この読みとりは簡単である．例文では，「年齢，身長，体重，握力，片脚立位時間，10m 障害物歩行時間，上体起こし回数を測定し，これらの変数の関係を調べるために因子分析を行った」とある．この解析を行う明確な目的については，「はじめに」や「緒言」などの項に書かれている．

② 検定手法

　検定（解析）手法は，因子分析である．ただし，因子分析の場合は，

- 因子数の決定，および，因子負荷量の推定としてどの手法を使ったか．
- 因子の回転〔→p.221〕は行ったか．
  - 行ったとすればどの手法か．

も書かれるべきである．主成分分析では因子の回転は行われない．

1）パラメトリック検定とノンパラメトリック検定の判断

　主成分分析も因子分析も，本来は正規分布に従うデータに適用となるパラメトリック法である．しかし，これに変わるノンパラメトリック法は存在しないため，正規分布しないデータでも適用せざるを得ないときが多い．そのため，事前にシャピロ・ウイルク検定を行わない．

2）標本の数

　主成分分析も因子分析も，多変数で1標本の分析である．

③ 記述統計値，情報

　記述統計値や検定結果の情報は「結果」に記載されている．主成分分析や因子分析では結果が複雑なので，表や図として記載することがほとんどである．

結　果

　因子分析の結果は，表 12-4 に示した．カイザーガットマン基準に従って3因子を抽出した．KMO 測度は 0.642，バートレットの球面性検定では $p<0.01$ で，因子分析を行う妥当性が確認できた．

　解析の結果，第1因子は，身長，握力，体重の因子負荷量が大きく，"体格"を表す因子と考えた．第2因子は，片脚立ち時間，年齢，10m障害物歩行時間が大きく，"運動能力"を表す因子と考えた．第3因子は"上体起こし回数"のみなので，"力"を表す因子と考えた．

　因子分析の場合に提示すべき情報量としては，

必要な情報▶

- 各変数・標本の平均
- 各変数・標本の標準偏差（SD）
- 各変数・標本の大きさ（n）
- 因子負荷量
- 固有値，KMO 測度，バートレットの球面性検定などの判定基準

が必要である．この他に，まれではあるが，

- 因子回転前の因子負荷量や固有値

なども提示されるときがある．結果は**表12-4**のように提示されるはずである．

表12-4　因子分析の出力例

バリマックス回転後の因子負荷量

	因子 1	因子 2	因子 3
身長	0.935	−0.269	0.072
握力	0.644	−0.308	0.394
体重	0.629	0.163	−0.034
片脚立位時間	0.164	−0.725	0.014
年齢	0.130	0.637	−0.003
10m障害物歩行時間	−0.231	0.568	−0.199
上体起こし回数	0.060	−0.048	0.834

説明された分散の合計

因子	初期の固有値 合計	分散	累積 %	回転後の負荷量平方和 合計	分散	累積 %
1	2.67	38.08	38.08	1.79	25.51	25.51
2	1.54	21.97	60.05	1.45	20.73	46.24
3	1.04	14.81	74.86	0.90	12.80	59.04
4	0.64	9.09	83.94			
5	0.55	7.84	91.78			
6	0.36	5.17	96.96			
7	0.21	3.04	100.00			

この情報を解読するには，なかなか大変である．かといって，常に使う手法でなければ確認手順を暗記することも難しい．常に以下を読みながら確認することを勧める．

情報解読の
ポイント▶
- 解析対象の変数に，名義尺度のデータはないか？
- 事前に変数間の相関は確認しているか？
- 因子負荷量（初期解）の推定，因子数の決定には，どの手法を使っているか？

- 因子の回転は行っているか？　行っているならどの手法か？
- 適合度の評価として，KMO 測度，バートレットの球面性検定などの結果は提示されているか？
- 因子負荷量の解釈．

である．因子分析では最低，この点に留意すれば問題ない．

1）解析対象の変数に，名義尺度のデータはないか

　変数に名義尺度のデータが含まれているときは，解析できない．たとえば，{A 法，B 法，C 法} とか，{疾患 A 群，疾患 B 群，疾患 C 群} などの順序性が保証できないデータの場合である．

　ただし，2値（0-1 型）のデータに変更していれば適用できる．{あり，なし} などの場合である．{A 法，B 法，C 法} などのデータであれば 0-1 型のダミー変数に変更すれば適用可能となる．ダミー変数の作成法については，文献★などを参照されたい．

　表 12-4 では，名義尺度のデータはない．

★対馬栄輝:『SPSS で学ぶ多変量医療系データ解析』. 東京図書，2007.

2）事前に変数間の相関は確認しているか

　解析対象の変数間に，$r>0.9$ のような著しく相関の高い組み合わせがあると，結果がおかしくなるときがある．したがって，事前に相関係数を確認して，高い組み合わせの一方を除外するなどの対策が必要である．

　仮に高い相関の組み合わせがあるときは，必ずそうなるとはいい切れないが，

- 変数が 1 つしか該当しない因子が存在する．
- 因子負荷量の絶対値が 1 を超える．

ときがある．表 12-4 では，第 3 因子で"上体起こし回数"のみで構成されているので，論文執筆者が確認しているか，解読する必要がある．

§12.2　主成分分析・因子分析を読む

3）因子負荷量（初期解）の推定には，どの手法を使っているか

　因子分析では，共通性の推定として因子負荷量を推定して初期解を求める，という手続きがとられる．その推定には以下のような代表的方法がある．

因子負荷量の推定方法▶

- **重み付けのない最小2乗法 unweighted least squares methods**
  ➤ もとのデータと因子分析のモデルから算出される共分散行列の間の差を最小にするように計算する．正規分布を仮定しない特徴がある．

- **重み付き最小2乗法 weighted least squares methods【推奨】**
  ➤ 最小2乗法に重み付けし，データの単位に影響されないように行う．重み付けのない最小2乗法より発展的であり，推奨する手順となる．

- **最尤法 Maximum Likelihood Method（ML）【推奨】**
  ➤ 尤度が最大になるように計算する．データが多変量正規分布に従うことを仮定する手法である．最も推奨される方法といわれる．また，モデルのχ^2適合度検定も行える．

- **主因子法 principal factor method**
  ➤ 単純で古典的な手法である．あまり使用することはない．しかし，計算上のエラーが起こりにくいメリットはある．

　上記のうち，重み付き最小2乗法と最尤法が推奨される．どちらかというと最尤法を推奨する意見が多いようである．しかし，最尤法は計算エラーが起きやすい弱点がある．

　上述した以外の方法として，アルファ因子法は因子の信頼性（α係数）を最大にするようにして求めるものである．イメージ因子法はガットマンGuttmanによるイメージ理論をもとにしたものであるが，心理学分野以外であればあまり使う機会はない．

　結論としては，推定法によって何が異なるかを明確にいえないため，初学

者にとっては「ああ，こういう意味なのか……」と感心する程度で十分である．
結果では，重み付き最小2乗法を用いている．

4）因子の回転は行っているか，行っているならどの手法か

因子分析では因子負荷量に対して因子の回転を行うことが多い．ほとんどは回転した因子負荷量を掲載している．因子の回転とは，因子分析の結果を解釈しやすいように，変数の位置関係を変える手段である．因子ごとに因子負荷量の大きな変数がまとまるように因子の軸を変換計算して，因子ごとに意味づけをしやすくなる，という理論である（図 12-1）が，必ずしも行う必要はない．

因子の回転も，それほど詳しく知る必要はない．以下の点だけ，知識として備えておけば十分である．

因子の回転方法▶

- 直交（因子）回転 orthogonal factor rotation
  - ➢ 回転後の因子軸が直交する．イメージとしては図 12-1a のようになる．図 12-1a では，3つの変数（白・黒・灰色の点）に対して因子分析を行った結果の第1因子負荷量（y 軸）と第2因子負荷量（x 軸）を散布図で表したものである．回転前には因子の意味づけが難しいが，x-y 軸を回転させると，変数の因子負荷量が x-y 軸上に近くなる．これによって，因子ごとの区別がつきやすいため，各因子の解釈が容易となる．
  - ➢ 代表的な名称：バリマックス法，クォーティマックス法，エカマックス法など．

- 斜交（因子）回転 oblique factor rotation
  - ➢ 直交回転とは異なり，因子間に相関があると考えて回転する（図 12-1b）．したがって，2つの因子を散布図にした x-y 軸が直交（90度）するとはかぎらない．因子軸の角度は90度に決まっていない★．
  - ➢ 代表的な名称：プロマックス法，直接オブリミン法など．

★対馬栄輝：『SPSSで学ぶ多変量医療系データ解析』．東京図書，2007．

§12.2 主成分分析・因子分析を読む

a. 直交回転（直交解）

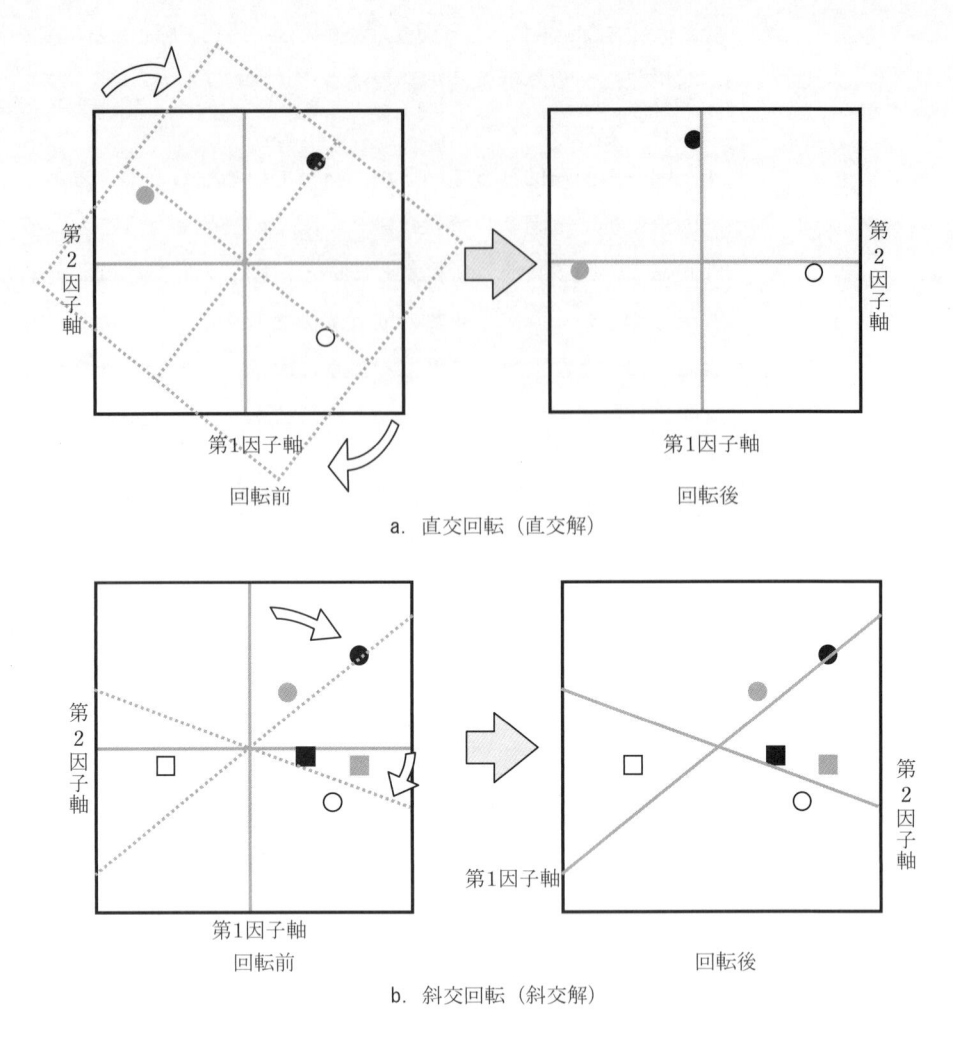

b. 斜交回転（斜交解）

図 12-1　因子回転の種類

　通常，因子間の相関が 0 であると仮定する直交回転よりも，因子間に多少なりとも相関があると考える斜交回転のほうが実情に合うといわれ，近年では斜交回転が優先される傾向にある．

　ここで，冒頭で記述した以下の文を思い出してほしい．

- 因子分析：複数の似通った変数どうしをまとめて群を作り，異なる変数の群はなるべく分ける手法

このことから，第 1 因子，第 2 因子，第 3 因子，……，の各因子内ではなるべく似た変数が固まり，因子間ではなるべく異なるようになるのが理想である．各因子の回転は，

- 直交回転：因子内の変数構成は似たものをつくる．因子間は，可能なかぎり異なる（相関がない）ことを理想とする．

- 斜交回転：因子内の変数構成は似たものをつくる．因子間はまったく異なる（相関がない）というのはおかしいので，わずかなりとも相関があると考えて構成する．

回転方法の使い分け▶ といった意味をもつ．すなわち，因子間が全く異なると仮定するか，因子間が少しでも似ていることを仮定するかによって使い分けるのである．

5）適合度の評価として，KMO 測度，バートレットの球面性検定などの結果は提示されているか

- KMO 測度（カイザー・マイヤー・オルキンの標本妥当性）
  ➢ すべての独立変数間の偏相関係数の 2 乗和が相関係数の 2 乗和に比べて小さいとき 1 に近づく．偏相関係数が大きいということは変数間の関与が小さい，すなわち変数の重複が少ないことを意味する．この値が 0.5 以上をクリアできていれば問題ない．

- バートレットの球面性検定
  ➢ バートレットの球面性検定が有意なときは，共分散が 0 ではないということで，変数間に相関があることを意味する．これが有意なときは因子分析が適用できる．

6）因子負荷量の解釈

　因子負荷量をみて因子を解釈するときは，解析者の専門性，考え方によって変化する．係数がどれくらいであれば，その因子に関与しているかといった明確な基準はない．妥当な解読方法として，以下のルールを提案する．

因子負荷量解釈のポイント▶

- 各変数につき，すべての因子の因子負荷量を見て，最も大きな値を示す因子に該当させる．

- 各因子内で因子負荷量が絶対値で 0.4 以上を示す変数は，因子に関与する．

- 各因子内で因子負荷量が絶対値で 0.4〜0.2 を示す変数は，やや因子に関与する．

- 各因子内で因子負荷量が絶対値で 0.2 未満を示す変数は，因子にほとんど関与しない．

　因子負荷量の小さい変数まですべて網羅して意味づけをする必要はない．<u>因子負荷量の小さな変数は値が変動しやすいので，場合によっては他の因子に該当する変数かもしれない</u>．

　因子負荷量を読むときの注意は，

- 因子負荷量の絶対値が 1 を超える変数が存在するときは，共通性の推定に問題が起きた結果である．
  - **ヘイウッドケース**という．n を増やすとか，いずれかの変数をとり除いて再解析する必要がある．異様に相関係数の高い組み合わせがあるなど……．

- どの因子においても因子負荷量が小さい（0に近い）変数があるとき．
  - その変数を削除して再解析する．

- 1つの変数で構成された因子．
  - 初期解の推定方法を変える．直交回転や斜交回転を変えてみる．相関が

高い組み合わせがあるわけでもないのに，どうやっても1因子しか抽出されないときはヘイウッドケースも疑う．（計算的に）相性が悪い変数があるかもしれない．

である．上記の問題をもつ結果は，絶対間違いであるとはいえないが，再現性の乏しい結果（対象者を変えると結果も大きく変わる）かもしれない．

④ グラフ，表

因子分析の結果を表すグラフとして，散布図が便利である．**図 12-2** は**表 12-4** の第1因子を横軸，第2因子を縦軸にして出力した散布図である．**表 12-4** で数値を羅列されるよりも，理解しやすいメリットがある．こうしたグラフも掲載されていると便利である．

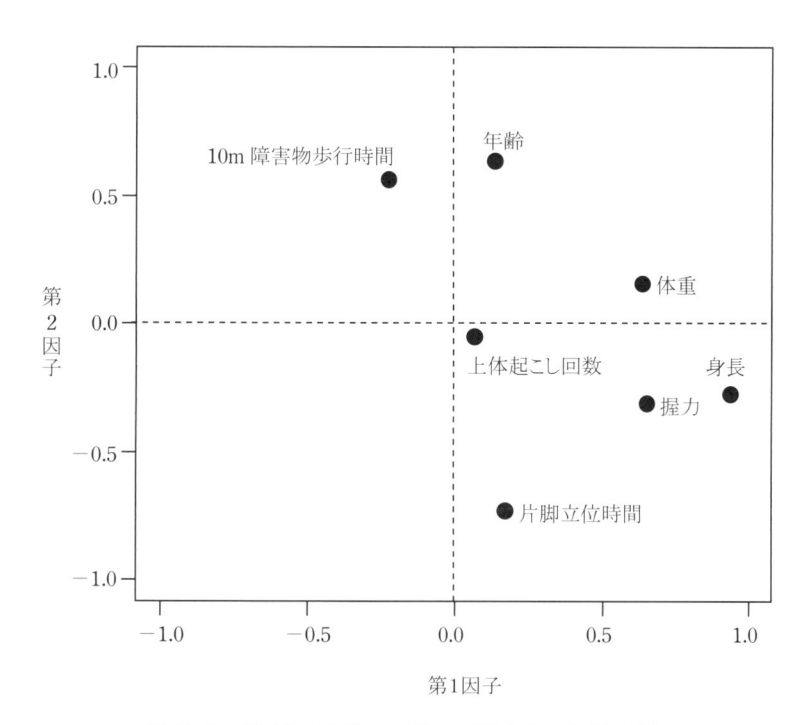

図 12-2 表 12-4 の第1・第2因子を表した散布図

⑤ 欠損値, 脱落例, 外れ値の扱い

　欠損値，脱落例が存在する場合は，その扱いを確認する．外れ値を除外した場合，バイアスが発生する恐れもある．また除外した場合，その特性を考慮して結果が解釈されているかも重要である．

⑥ 信頼区間の提示

　因子分析では信頼区間が出力されない．

⑦ β, 検出力の問題

　因子分析で検討されることはない．

⑧ サンプルサイズ

　因子分析に必要なサンプルサイズは計算できない．因子負荷量の大きな変数は，サンプルサイズが小さくても再現性は高い．しかし，因子負荷量の小さな変数は，大きくなったり小さくなったり，変動は激しい．因子数とサンプルサイズはあまり関係ないようである．

　重回帰分析と同様に，通常は，$n \geq 10 \times$ 独立変数の数という Altman の基準が参考になると考える．ただし，これに関する数理的根拠はない．

⑨ 効果量

　効果量は計算できない．

⑩ 交絡

　交絡の記載がされているかを確認する．記載がなければ，交絡を想定していない解析と考える．

⑪ ソフトウェア

使用したソフトの名称,バージョンが明記されているかを確認する.

- 論文に記載された検定の確認は表 12-3 に従って確認する.

§12.3　第 12 章のまとめ

本章では,主成分分析・因子分析の基本的な目的を解説し,とくに因子分析の結果についての読み方を解説した.

主成分分析と因子分析の結果の読み方は,同じように行えるが,それぞれの独自の用語があるので,詳細は参考文献を参照する必要がある.

第13章 研究論文を読む

- いままでの総まとめを理解しているか
- 論文を批判的に読むことが重要であることを自覚する
- どんな論文でも，完璧に解読できるということはあり得ない．自分のできる範囲から始めて，くり返し練習することで習得される

いままで述べてきた知識をまとめて，一連の手順に従った研究論文の読み方を述べる．表 13-1 の手順に従って解説しよう．

§ 13.1 論文を PECO に要約

手始めは，第 1 章でも述べた PECO による要約からである．

> **P**atient：どんな患者に，誰のために，何のために
> **E**xposure：何をすると（介入または評価，測定）
> **C**omparison：何と比べて
> **O**utcome：どのような結果を得るか

表 13-1　論文を読むチェックポイントの例

1．論文を PECO に要約
なるべく簡単に要約する

2．研究デザインの判断
時間要因による分類を行う

3．バイアスの予想
RAIDS

4．標本抽出・対象の評価
1) 母集団の定義
2) 調査対象集団の定義
3) Seeds による図式化

5．割り付けの評価（実験的研究の場合）
1) 5W1H で割り付け手順を要約
2) 群間で，基本属性は同じといえるか？
3) マッチングを行っているか？
4) 仮に属性の違いがあるとしても結果に影響しないか？

6．介入の評価（実験的研究の場合）
5W1H による要約

7．評価・測定の評価
1) 評価項目の客観性・妥当性・信頼性は？
2) 5W1H による要約

8．データ解析（手法ごとに第 5 章～第 12 章を参照）
1) 検定・解析における n の提示
2) 平均，標準偏差，中央値，範囲の提示
3) p 値の提示
4) 信頼区間の提示（パラメトリック検定の場合）
5) 効果量の記載（必須ではない）
6) 有意差がないとき → n は十分か
　 有意差があるとき → 信頼区間を考慮した解釈か？
7) 使用した統計ソフトウェアの明記
8) 交絡の対処が為されているか？
　 ※多変量解析など

9．考察
研究結果から導かれる解釈に飛躍はないか？

§13.1　論文を PECO に要約　　229

PECOによる要約をした結果，

- 見当違いの論文，または興味のない論文であったときは，読まなくてもよい．

練習のつもりで読む場合は別だが，それ以降の解読は時間を要するので，必要な情報源となる論文だけに絞りこむ．

"P"は「対象」を読むとすぐに判断できるし，"O"は「結果」を読めば判断できる．しかし，"E"と"C"の判断が難しい．考え方によっては，"E"と"C"の区別ができないものもある．その際は，あまりこだわる必要はなく，"E"と"C"を混在させてもよい．

介入群と対照群のある分析的研究では簡単である．ケースシリーズ研究などの記述的研究の際は，"E"は介入の代わりに評価・測定項目となり，"C"は存在しないはずである．

PECOによる要約は，あれもこれもと情報をつけ加えると，莫大な量になってしまう．無駄な情報を省いて，できるかぎり簡潔にし，論文のタイトルを作るような気持ちで作成する．

また医療系の論文に限ったことではないが，「結果」の情報量の多いときもあり，"O"の部分の要約に苦労する．論文のタイトルと要旨，考察も読んで，著者の訴えたい主要な結果（メインアウトカム main outcome）は何であるのかを明確にして，可能なかぎり少数に絞って要約する．

とはいっても読み慣れないうちは，多数羅列される結果のどれを省いたらよいか判断できない．その際には，1つの論文に対して複数のPECOを作ればよい．

最初のうちは，わからないながらも手当たり次第，くり返して論文をPECOに要約する練習を行う．慣れてくれば1論文あたり，10分程度で終わるはずである．

ただしPECOに要約できたら，論文が読めるというわけではない．さしあたり，論文執筆者の意図する内容をシナリオ化する程度だと思ってほしい．

- まず論文を PECO で要約する．できるかぎり簡潔にし，論文のタイトルを作るような気持ちで作成する．
- 見当違い，目的に沿わない論文は，それ以降読む必要はない．
- E と C を厳密に区分する必要はなく，簡単なやり方で要約しよう．

Column　GATE フレーム

　　GATE フレームとは，PECO による記述を主体とした批判的吟味のための要約ツールである（EPIQ）．詳細は，EPIQ の WEB ページか日本語訳で公開されている WEB ページ★があるので，参照されたい．

　　GATE フレームは PECOT をもとにしてバイアスの評価を RAAMbo という手順で評価するものである．非常に難しい印象を受けるが，利用できる部分を抽出して活用すれば有効であろう．なお，PECOT の "T" は研究デザインの時間（time）要因による分類を意味する．RAAMbo は，代表 represent，割り付け allocation，調整 adjustment，測定 measured，ブラインディング blinding，客観性 objective の略である．

★相原守夫氏による EPIQ，GATE frame の日本語翻訳 WEB：http://homepage3.nifty.com/aihara/epiq/gate-index.html

§13.2　研究デザインの判断

　　対象となる論文について，研究デザインを把握する．研究デザインの分類は，表 2-1〔→第 2 章〕を参照する．

　　論文によっては，複数の研究デザインが混在する論文もある．横断研究と縦断研究の混在するものがあったりする．また，ケースシリーズ研究なのか，ケースコントロール研究なのか，判定が難しい研究デザインもある．<u>判断しにくいときは，時間要因による分類で区別</u>する．

　　適合すると思われる研究デザインはすべてピックアップしておく．

- 論文の研究デザインを把握する．
- 1 つの論文のなかで，複数の研究デザインが混在することもある．
- 判断しにくいときは，時間要因による分類で区別する．

§13.3　バイアスの予想

　　表 13-2 を参照し，研究デザインに由来すると思われるバイアスの予想を立てる．研究デザインごとに，現れやすいバイアスがあるので留意しておくとよい．

　　もちろん適切な対処がなされていなければ，研究デザインに関わらずバイアスの問題は存在することになる．

　　<u>RCT に関しては，交絡の問題がないといわれる</u>が，それ以外のバイアスに関しては存在しないわけではない．実験的研究では（RCT であっても），研究に賛同した者のみしか対象にできないという<u>選択バイアスが必ず存在</u>する．

表 13-2 研究デザイン別のバイアスに関する注意点

	選択バイアス 影響	選択バイアス 原因	情報バイアス 影響	情報バイアス 原因	交絡 影響	交絡 原因	因果関係の信頼度
ケースコントロール研究（後ろ向き研究）	大	ケースとコントロールの抽出時　コントロールの抽出がとくに難しい	大	回顧データが主となるため	大	対象属性の偏り	小
ケースシリーズ研究（横断研究）	小	制御可能	中	制御可能	中	対象属性の偏り	小
コホート研究（前向き研究）	中	暴露による割り付け時　追跡中の脱落	小	制御可能	小	対象属性の偏り	大
実験的研究（まとめて）	大	研究に賛同した者のみ	小	制御可能	大〜無	ランダム化による	小〜大

　第3章，第4章でバイアスの種類と，コンシールメント，ブラインディングといった対処法の意味，手順について解説した（図 13-1）．

　実験的研究の場合，コンシールメントやブラインディングは理想であるが，簡単ではないゆえに理想どおりに行われているとはかぎらない．また，コンシールメントやブラインディングを行ったとしても，どのように行ったか記載されている必要がある．

§ 13.3　バイアスの予想　　233

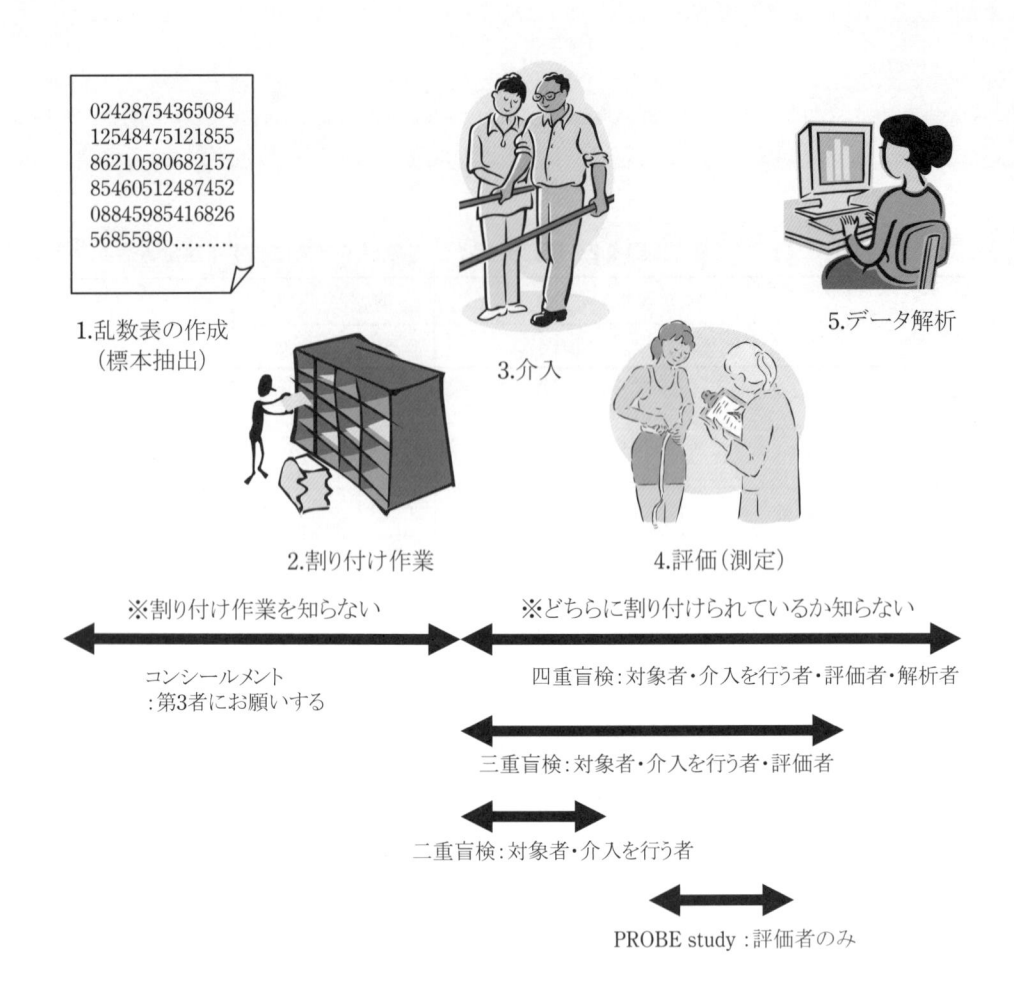

図 13-1　コンシールメント（隠ぺい）とブラインディング（盲検化）

　図 13-1 のコンシールメントやブラインディングの必要なところはバイアスが発生する部分である（図 13-2）．つまり，人為的な操作の入る部分である．頭文字をとると，**RAIDS** となる．raid とは「がさ入れ」であり，「がさ」とは「警察の家宅捜索」を意味するから，覚えやすいだろう．ここに注目して論文を読む．人為的な操作については，5W1H による要約が簡単である．

234　第 13 章　研究論文を読む

- 標本抽出・対象の決定　**R**andom numbers ⎫ 選択バイアス ⎫
- 割り付け(分析的研究の場合)　**A**llocation ⎭ ⎪
- 介入(実験的研究の場合)　**I**ntervention (Exposure) ⎫ 情報バイアス ⎬ 交絡
- 評価・測定の方法　**D**iagnosis ⎭ ⎪
- データ解析　**S**tatistical analysis ⎭

　　　→<u>頭文字をとって**RAIDS**</u>

図 13-2　バイアスの起こりやすいところ（**RAIDS**）

- 論文の研究デザインから存在し得るバイアスを予想する．
- バイアスは，人為的な操作の入る部分（RAIDS）に発生している．
- RAIDS を 5W1H で確認することから始めよう．

§13.4　標本抽出・対象の評価

　対象を読むポイントは選択バイアスの確認である．
　具体的な確認ポイントは，

- 母集団，調査対象集団の定義
- Seeds（図 3-4［第 3 章］）の図式化
- 割り付けの評価（分析的研究の場合；表 3-4［第 3 章］）

である．仮に，これらの点で不明なところがあった場合は，まず，

- その不明な点が，論文の結果に大きく影響する可能性はあるか？

§13.4　標本抽出・対象の評価　　235

を考える．何が何でも上記のすべてを記載していなければいけないというわけではない．結果や結論に大きく影響しないのであれば問題ない．しかし，この判断が難しいのだが……．

具体的な手順については第3章に記載してある．

- 母集団，調査対象集団を定義する．
- Seedsによる図式化．
- 割り付けの評価．

§13.5 割り付けの評価（実験的研究の場合）

割り付けは人為的な介入の入る部分であるから，5W1Hによる要約を行う（表3-5〔→p.52〕）．

- Who：誰が割り付けたか？
- What：何を基準に割り付けたか？
- Why：何のために？ 研究目的に合致しているか？
- How：割り付け方法は？
- When：いつ割り付けたか？
- Where：どこで対象を収集したか？

ケースコントロール研究や実験的（介入）研究といった分析的研究では，原則として，

- 2つ以上の比較群間で，注目している疾患や治療や暴露など．（差を見たい）要因以外の基本属性に違いがないか？

が基本となる．割り付けの評価方法も第3章に記載してある．また，RCT

デザインでない場合は，

- 基本属性（年齢や性別など）に関してマッチングを行っているか

も重要である．
　ところで，

- 複数の群の基本属性（年齢や身長，体重など）に対して，差の検定などを行って「有意差なし＝群間には差がない」と解釈してある例も見られるが，これは誤りである．

- p 値だけの判断ではなく，必ず信頼区間〔→第5章〕も提示して，信頼区間を見て差の程度を判断しなければならない．

　対象者の多い大規模研究であれば有意な違い（差）が認められたとしても，信頼区間を見ればわずかな差でしかないときもあるし，研究結果に影響しない場合もある．

　理想としては，群ごとに注目する要因以外の背景要因は同一であることが望ましい．しかし，研究の規模によって，理想どおりにはいかない．結果に大きく影響を及ぼす背景因子でないと考えられるなら，特別配慮する必要はないだろう．

- 5W1Hによる割り付け手順の要約．
- 群間で基本属性は同じといえるか．
- マッチングを行っているか．
- 群間で属性の違いがあったとしても，結果に大きな影響を及ぼさないか．

§13.5　割り付けの評価（実験的研究の場合）

§13.6 介入（実験的研究の場合）

介入に関しては，

- Who：介入の施行者は？
- What：介入の定義（何を介入したか）は？
- Why：何のために？　研究目的に合致しているか？
- How：介入手順の解説（読者が追試できるほど詳しく）．介入の程度（用量），介入の頻度（1回あたりの頻度，1日あたりの頻度）．
- When：介入の期間・時期は？
- Where：どこで介入したか？

について明記されていることが望ましい．これらの記載事項を確認する．実験的研究の場合は，その効果判定のために非常に重要な部分なので，記載漏れがないか，よく読む．

> - 介入に関しては，その手順を5W1Hで確認することが基本となる．

§13.7 評価・測定の検討

評価・測定において，満たされるべき基準は

> ➢ 評価・測定の客観性
> ➢ 評価・測定の妥当性
> ➢ 評価・測定の信頼性

である．これらの用語について，簡単に述べよう．

- 客観性
  - ある項目を，どの評価者（専門家）が評価しても同程度の判定ができることを意味する．そのためには信頼性の高い評価基準が必要となる．
  - たとえば知能低下を｛重度，中等度，軽度｝と段階分けするとき，評価者が観察によって経験的な観点から判定する場合は主観的であり，知能評価スケールなどの判定値を頼りに段階分けするときは客観的となる．ただし，用いる知能評価スケールは信頼性が保証されなければならない．

- 妥当性
  - ある評価や測定が，測りたい事柄を正確に測れているか，という意味である．評価法自体が目的とする事項を正確に測れているか，ということと，その評価法は，研究者の意図に適った評価法かを探る．前者はバイアスのことである．
  - たとえば，さまざまな知能評価スケールのなかから選んだ知能評価スケールは，どういった点で優れている，正確であると確認されているか．
  - その知能評価スケールは，研究目的に対して適ったものであるといえるか．

- 信頼性
  - いうまでもなく，評価・測定の正確さである．第4章でも解説した．

評価・測定には選択バイアス〔→第3章〕がつきまとう．バイアスの種類は，たくさん提案されており，疑いだせばきりがないが，基本は，

5W1Hの確認▶

- Who：評価・測定の施行者（検査者）は？

- What：何の項目を評価したか？　項目間の影響（施行順序の影響など）はないか？

§13.7　評価・測定の検討　　239

- Why：何のために？ 研究目的に合致しているか？

- How：評価・測定の手順（読者が追試できるほど詳しく）．評価・測定の回数，頻度や複数項目の場合は順序など

- When：評価・測定の期間・時期は？

- Where：どこで評価・測定したか？

の確認である．各測定・評価法についての妥当性や信頼性については，信頼できる文献で確認するか，望ましくは検査者自身について測定の信頼性を調べて記載されていることを期待する．信頼性を表す統計的指標として，多くは級内相関係数 intraclass correlation（ICC）やカッパ係数 κ coefficient が提示されているはずである．これらの統計手法に関しては，文献★を参照されたい．

★対馬栄輝：『SPSSで学ぶ医療系データ解析』．東京図書，2007.

- 評価項目の信頼性・妥当性は確認されているか．
- 評価・測定に関しては，その手順を 5W1H で確認することが基本となる．

§13.8　データ解析

　データ解析に関しては，第5章から第12章までを参照する．もちろん，本書に記載のない統計手法もあると思う．いずれの手法でも，基本知識は第5章に記載したとおりである．

　確認事項は，

データ解析の確認事項▶

- 検定に用いたデータのサンプルサイズ（n），平均，標準偏差，中央値，範囲などが記載されているか．

- p 値の記載はあるか．

- 95％または99％信頼区間の記載はあるか（パラメトリック検定の場合）．

- 効果量（エフェクトサイズ）の記載（必須ではない）．

- 有意差がないとき：n は不十分ではないか？

- 有意差があるとき：信頼区間または効果量を考慮した解釈となっているか．

- 用いた統計ソフトの名称を記載しているか．

だろう．

多変量解析に関しては，本書で解説した以外のさまざまな手法は存在するが，基本的な考え方は重回帰分析，多重ロジスティック回帰分析，主成分分析，因子分析に集約されるはずだから，基本を押さえておけば問題ない．

交絡のチェック▶ RCTデザイン以外の研究では，交絡〔→第4章〕に対処するために，

- 対象選定の時点で属性の偏りを考慮しているはずである．
  ▶マッチングが考慮されているはずである．

- 多変量解析を用いた背景因子による調整，または層別化分析が考慮されているはずである．

もし，厳密な実験的条件下で行われた研究ではない場合，単純な差の検定や相関係数などの解析にとどまっているときには，交絡の影響を疑わなければならない．

ただし，何度も書いているが，論文を読むことに熟練している人であっても，交絡などのバイアスは必ず発見できるわけではない．これに関する決定的な回答は，誰であっても提供できない．

§13.9　考察：解釈と外挿

本書では，いままで「考察」に関して何も触れていなかった．それは，論文の「考察」に関しては，執筆者の考えによって，さまざまな形式をとるからである．

★海外医学雑誌投稿情報「投稿規定ネット」：
http://www.toukoukitei.net/i4aURMud.html

「生医学雑誌への投稿のための統一規定（2007年10月改訂）★」では，「考察」について以下の順に記載することを推奨している．

考察の記載事項▶
- その研究の新規かつ重要な側面と，そこから導かれる結論を強調すること．
  - 「緒言 Introduction」あるいは「結果 Results」のセクションで与えられたデータあるいはその他の材料を詳細にわたって繰り返してはなりません．
- 実験的研究に関しては，
  - まず中心的な所見の簡潔な要約，
  - 次にそれらの所見について可能性のある機序及び説明の検討，
  - 結果の他の関連研究との比較対照，
  - その研究の限界についての論述，
  - 最後に所見の将来の研究及び臨床的実践に対する影響の検討．
  という順番での考察が有効です．

また，「結論と研究の目標との関連を明らかにすること」とも記載されている．上記は，あくまで推奨なので必ずしも従う必要はないが，著者の解釈に誤りがあった場合，鵜呑みにしないように注意しなければならない．

論文によっては，「考察」に多くの引用文献を並べているものがある．この構成がよいか悪いかは別として，非常によい資料として役立つときがある．

論文を正しく読むために▶　初学者が論文を読むときは，データ解析や「結果」の部分が理解できないゆえに，「考察」を重点に読むことがある．その際に，執筆者が誤った解釈・記載をしても，信用して読んでしまうという問題が起こる．当然，査読

システムの成熟した雑誌であれば，かなり指摘を受けてそうした問題が少なくなっているはずだが，それでも間違っている記述がある．

また，正当な「考察」になっていたとしても，読み手が誤って解釈することも多い．やはり論文を読むうえでは，今まで述べてきたことを理解できなければならないと思ってほしい．

外挿 extrapolation とは既知の事柄から，未知の事柄を推測することである．「考察」において，将来の研究を記載するときや，臨床的実践に対する影響を検討する部分に記載されることが多い．

たとえば，変形性膝関節症患者に対して術前に下肢の筋力増強を施行すると，術後の歩行再獲得期間が有意に短縮する結果を得たとしよう．「考察」で「術前の変形性膝関節症患者に対して術後に短期の歩行獲得を目指すときは，可能な限り早い時期から筋力を増強しておくことが重要である」と結論づけた．しかし，術前に下肢筋力増強を施行した者は必ずしも筋力増強が起こったとはかぎらない．あくまで術前に下肢の筋力増強を施行した者と，施行できなかった者との比較である．術前に下肢の筋力増強を施行した者は意欲的であったかもしれない．

外挿の間違いは，研究結果の正しい解釈，専門的知識に基づく正しい判断によって防止できるのだが，それでも判断が難しい．論文を読み慣れることによる洞察力も必要であり，ここで「この点に気をつけなさい」とは言えない現状である．

- データ解析を読む基本は，第5章を参照する．
- 各論については，第6章から第12章までを参照する．

§13.10　第 13 章のまとめ

本章の内容は，いままで述べてきた総まとめである．研究論文の内容を鵜呑みにせず，批判的に読む癖をつけるよう心がけてほしい．ところで，批判的に読むということは，論文にケチをつけるという意味ではない．まったく役に立たない論文もあることは確かだが，あらゆる論文がそうだとはかぎらない．理想の研究デザインに従えないのも，臨床の現状である．

批判的に読むというのは，研究論文の結果について何をどこまで使えるか，自らの疑問に対して，どこまで答えられているかということを理解するのが目的である．ぜひ，そういった目で，研究論文を読む癖をつけてほしい．

表 13-1 は研究論文を読むうえでの簡単なチェック表となる．1 つひとつに回答する形で，くり返し練習してみよう．なお，研究デザインによっては項目をすべて埋めてしまうことはできない．

論文の読み方の要点としては CONSORT 声明★も参考となる．

★Moher D, et. al. : The CONSORT Statement: Revised recommendations for improving the quality of reports of parallel-group randomized trials. JAMA 285(15): 1987-91, 2001.（津谷喜一郎，小島千枝，中山健夫，訳．『CONSORT 声明：ランダム化並行群間比較試験報告の質向上のための改訂版勧告』．JAMA〈日本語版〉: 118-24, 2002 ; http://homepage3.nifty.com/cont/CONSORT_Statement/chk_Japver23.html で閲覧可能）

索 引

■欧 字

CCT	28
CONSORT 声明	244
EBM	7
F 分布	86
GAM	67
GATE フレーム	231
ICMJE	72
IMRAD	2
ITT 解析	58
KMO 測度	223
MEDLINE	11
PECO	7, 228
PICO	7
post-hoc 検定	127
PPB 解析	58
PROBE 法	60
RAIDS	234
RCT	27
ROC 曲線	183
SD	39
Seeds	48, 235
t 分布	86
χ^2 適合度検定	175
χ^2 独立性の検定	175
ϕ 係数	180

■ア 行

イェーツの連続補正	177
1 元配置分散分析	95, 118
医中誌 Web	11
因子	212
因子の回転	221
因子負荷量	213
因子負荷量（初期解）の推定	220
因子分析	208, 212
陰性尤度比	182
ウイルコクソンの検定	95
ウェルチの補正	119
後ろ向き研究	20
後ろ向きコホート研究	25
エビデンスレベル	27
エラーバー	103, 134
横断研究	21
オッズ比	180, 195
オッズ比の評価	202
重み付き最小 2 乗法	220
重み付けのない最小 2 乗法	220

■カ 行

会員バイアス	46
回帰係数	154
回帰分析	138, 153
外挿	243
介入	8, 238
確率	84
確率値	81
偏り	38
カッパ係数	240
カテゴリー	79
間隔尺度	79, 80
頑健性	131
観察的研究	18, 26
感度	181
擬似相関	57, 141
記述的研究	18
帰無仮説	81
客観性	239
99%信頼区間	90
95%信頼区間	90
級内相関係数	240
強制投入法	195
共分散分析	136
共変量	57
局所管理	125
曲線回帰	155
寄与率	211
偶然誤差	43
クラスカル・ワリス検定	95
クラメールの連関係数	180
グリーンハウスカイザーの ε 修正	121
クロスオーバー比較試験	23
傾向スコア	69
系統誤差	43
ケースコントロール研究	23

ケースシリーズ研究 22
欠損値 ....
　104, 135, 148, 170, 190, 205, 226
決定係数 168
研究論文 2
検者間信頼性 62
検者内信頼性 62
検出力 ....
　88, 107, 136, 149, 171, 190, 206
検診 48
効果量 ....
　110, 136, 149, 172, 206, 226
交互作用 57, 122
考察 242
交絡 55, 57, 115,
　136, 141, 151, 172, 206, 226
交絡因子 57
国際医学雑誌編集者委員会
　................... 2, 72
誤差 43
コホート研究 24
固有値 210
根拠に基づく医療 7
コンシールメント 59, 233

■サ 行
再現性 43
最尤法 194, 220
3種類のバイアス 55
散布図 146, 170, 205, 225
散布図行列 146
サンプルサイズ ....
　108, 136, 149, 171, 190, 206, 226

シーズ Seeds 48
実験的研究 19, 26
四分位数 41, 76
四分位範囲 77
斜交（因子）回転 221
シャピロ・ウイルク検定 ... 92
主因子法 220
重回帰分析 156
重相関係数 169
従属変数 154, 194
縦断研究 20
自由度調整済み決定係数 .. 169
主効果 123
主成分負荷量 210
主成分分析 208, 209
循環法 65
準実験的研究 28
順序尺度 79
準ランダム化比較試験 28
情報バイアス 55, 56
除外 48
信頼区間 89, 105, 110,
　135, 149, 171, 190, 205, 226
信頼性 43, 239
水準 122
スコア 204
ステップワイズ法 160
スペアマンの順位相関係数 139
正規性の検定 92
正規分布 41, 76
制御変数 141
精度 43
積極協力者バイアス 46

説明変数 154, 194
セル 174
選択バイアス ... 36, 38, 42, 44
選抜 48
総当たり法 196
層化 69
相関 138
相関係数 139
想起バイアス 30
測定バイアス 56
その後の検定 127

■タ 行
第1四分位数 77
第Ⅰ種の誤り 87
対応のあるt検定 95
第3四分位数 77
対照群 9
対象の組み入れ手順 48
第Ⅱ種の誤り 87, 88
対立仮説 81
多重共線性 160, 166, 197
多重比較法 95, 100, 126
多重ロジスティック回帰分析
　................... 193
脱落 48, 104
脱落例 ....
　.. 135, 148, 170, 190, 205, 226
妥当性 43, 239
ダブルブラインド 60
中央値 41, 74
調査対象集団 38
調整済み標準化残差 189

直線回帰 154
直交（因子）回転 221
定数 154
データの尺度 79
統計的解析 71
統計的仮説検定 81
統計的検定 71, 81
登録 48
特異度 181
独立変数 154, 194

■ナ 行
2元配置分散分析 95, 121
二重コホート研究 24
2標本t検定 95
入院バイアス 46
ノンパラメトリック検定 ... 91

■ハ 行
バークソンバイアス 46
バートレットの球面性検定 223
バイアス 38, 42, 232
暴露 8, 20
箱ひげ図 103, 134
外れ値 ....
    104, 135, 148, 170, 190, 205, 226
パラメトリック検定 91
バンクーバー方式 2
反復測定によるデータ 120
反復測定による分散分析
    .... 95, 119
ピアソンの相関係数 139

非協力者バイアス 46
非実験的研究 28
ヒストグラム 77
標準回帰係数 157
標準偏回帰係数 159, 195
標準偏差 39
標本 37, 48
標本抽出 36
標本分布 86
比率尺度 79, 80
フィッシャーの正確確率検定
    177
ブラインディング 59, 233
分割表 174
分割プロットデザインによる
    分散分析 125
分散インフレ要因 167
分散分析 100, 117
分析的研究 18
ヘイウッドケース 224
平均 39, 74
偏回帰係数 156, 194
偏順位相関係数 141
変数増減法 160
偏相関係数 141
母集団 37
ホスマー・レメショウ検定 205
補正 69
ボンフェローニの補正 ... 134

■マ 行
前向き研究 21

マン・ホイットニーの検定 95
マンテル・ヘンツェルの検定
    191
名義尺度 79
メインアウトカム 230
メタアナリシス 33, 192
盲検化 59
モークリーの球面性検定
    .... 121, 133
目的変数 154, 194

■ヤ 行
有意確率 81, 87
有意水準 87
尤度比 181
尤度比検定 195
陽性尤度比 182

■ラ 行
ランダム化 59
ランダム化比較試験 27
罹患率バイアス 45
リスク比 180
臨床研究に関する倫理指針 .. 8
累積寄与率 211
連関係数 179
論文 2

■ワ 行
割り付け 36, 47
割り付けの評価 236
ワルド検定 196

索　引　247

■ 著者紹介

対馬　栄輝
（つしま　えいき）

1991年　弘前大学医療技術短期大学部理学療法学科 卒業
2000年　弘前大学 大学院 理学研究科 情報科学専攻（統計学，データ解析学）修了
2006年　弘前大学 大学院 医学研究科（公衆衛生学講座）修了
1991年　津軽保健生活協同組合 健生病院
1997年　弘前大学 医療技術短期大学部理学療法学科（助手）
2000年　弘前大学 医学部 保健学科 理学療法学専攻（助手）
現　在　弘前大学大学院 保健学研究科 健康支援科学領域 老年保健学分野（准教授）
　　　　医学博士，理学修士，理学療法士，専門理学療法士（運動器）
所属学会　日本理学療法士協会，日本運動器理学療法学会，日本股関節学会，日本老年医学会，
　　　　日本公衆衛生学会，日本衛生学会，理学療法科学会
著　書　『SPSSで学ぶ医療系データ解析 第2版』（2016，東京図書）
　　　　『SPSSで学ぶ医療系多変量データ解析』（2008，東京図書）
　　　　『医療系研究論文の読み方・まとめ方』（2010，東京図書）
　　　　『医療系データのとり方・まとめ方』（2013，東京図書（共著））
　　　　『よくわかる医療統計』（2015，東京図書）

著者WEB　　http://www.hs.hirosaki-u.ac.jp/~pteiki/

● カバーデザイン＝高橋　敦
● 本文デザイン　＝カレイシュ

医療系研究論文の読み方・まとめ方
（いりょうけいけんきゅうろんぶんのよみかた・まとめかた）
――論文のPECOから正しい統計的判断まで
　　　（ろんぶんの　ピーイーシーオー　ただしい　とうけいてきはんだん）

2010 年　5 月 25 日　第 1 刷発行
2018 年　5 月 10 日　第 9 刷発行

著　者　対馬栄輝

発行所　東京図書株式会社

〒102-0072　東京都千代田区飯田橋3-11-19
振替00140-4-13803 電話03（3288）9461
URL http://www.tokyo-tosho.co.jp/

ISBN 978-4-489-02073-5

©Eiki Tsushima 2010 Printed in Japan